Soziale Angststörung

Fortschritte der Psychotherapie
Band 28

Soziale Angststörung

Prof. Dr. Ulrich Stangier, Prof. David M. Clark, DPhil,
Dr. Denise M. Ginzburg, Prof. Dr. Anke Ehlers

Herausgeber der Reihe:

Prof. Dr. Kurt Hahlweg, Prof. Dr. Martin Hautzinger,
Prof. Dr. Jürgen Margraf, Prof. Dr. Winfried Rief

Begründer der Reihe:

Dietmar Schulte, Klaus Grawe, Kurt Hahlweg, Dieter Vaitl

Ulrich Stangier
David M. Clark
Denise M. Ginzburg
Anke Ehlers

Soziale Angststörung

2., überarbeitete und erweiterte Auflage

hogrefe

Prof. Dr. Ulrich Stangier, geb. 1958. Seit 2008 Inhaber des Lehrstuhls für Klinische Psychologie und Psychotherapie an der Universität Frankfurt, dort auch Leiter der Verhaltenstherapie-Ambulanz und Leiter des Ausbildungsprogrammes Psychologische Psychotherapie.

Prof. David M. Clark, DPhil, geb. 1954. Seit 2000 Professor of Psychology am Department for Experimental Psychology, University of Oxford und Leiter des Oxford Centre for Anxiety Disorders und Trauma.

Dr. Denise M. Ginzburg, geb. 1981. Seit 2010 Betreuung des SOPHOPrax-Projektes an der Universität Frankfurt und seit 2013 niedergelassen in eigener Praxis in Offenbach.

Prof. Dr. Anke Ehlers, geb. 1957. Seit 2012 Professor of Experimental Psychopathology und Wellcome Trust Principal Research Fellow am Department of Experimental Psychology, University of Oxford, Großbritannien. Gemeinsam mit David M. Clark Leitung des Oxford Centre for Anxiety Disorders und Trauma am Maudsley Hospital.

Bibliografische Information der Deutschen Nationalbibliothek
Die Deutsche Nationalbibliothek verzeichnet diese Publikation in der Deutschen Nationalbibliografie; detaillierte bibliografische Daten sind im Internet über http://dnb.dnb.de abrufbar.

Die erste Auflage des Bandes ist 2006 mit dem „Titel Soziale Phobie“ unter der Autorenschaft von Ulrich Stangier, David M. Clark und Anke Ehlers erschienen.

Hogrefe Verlag GmbH & Co. KG
Merkelstraße 3
37085 Göttingen
Deutschland
Tel.: +49 551 999 50 0
Fax: +49 551 999 50 111
E-Mail: verlag@hogrefe.de
Internet: www.hogrefe.de

Satz: ARThür Grafik-Design & Kunst, Weimar
Druck: Media-Print Informationstechnologie, Paderborn
Printed in Germany
Auf säurefreiem Papier gedruckt

2., überarbeitete und erweiterte Auflage 2016

(E-Book-ISBN [PDF] 978-3-8409-2719-5; E-Book-ISBN [EPUB] 978-3-8444-2719-6)
ISBN 978-3-8017-2719-2
http://doi.org/10.1026/02719-000

Inhaltsverzeichnis

1 Beschreibung der Störung

1.1 Bezeichnung

Späte Berücksichtigung in psychiatrischen Klassifikationen

Krankhafte Schüchternheit und Vermeidung von Kontakten zu anderen Menschen wurden bereits in der Antike u. a. von Hippokrates als seelisches Leiden beschrieben. Die Bezeichnung *Soziale Phobie* wurde erstmals von Janet 1903 verwendet („phobie des situations sociales"). Dieser Begriff fand zunächst keine Verbreitung; die Störung wurde unter „phobische Neurosen" subsumiert, und es wurden vielfältige Bezeichnungen verwendet, z. B. in der deutschen Psychiatrie „Anthropophobie", „Kontaktneurose" oder „Soziale Neurose". In neuerer Zeit wurde die Bezeichnung erstmalig im Jahre 1966 von Marks und Gelder aufgegriffen. Sie definierten Soziale Phobien als „phobias of social situations, expressed variably as shyness, fears of blushing in public, of eating meals in restaurants, of meeting men or women, of going to dances or parties, or of shaking when in the centre of attention" (S. 228).

Erst 1980 wurde die Soziale Phobie als eigenständiges Störungsbild in das *Diagnostic and Statistical Manual of Mental Disorders* der American Psychiatric Association (APA, 1980) aufgenommen. In enger Anlehnung an Marks und Gelder wurde die Störung zunächst als eng umschriebene spezifische Phobie konzipiert. Insbesondere durch die nachfolgenden Revisionen des DSM wurde das Störungskonzept jedoch erheblich ausgeweitet und umfasst jetzt auch stark generalisierte und beeinträchtigende chronische soziale Ängste. Angesichts der erweiterten Definition und der gravierenden Beeinträchtigungen durch die Störung wird der Begriff „Soziale Phobie" heute vielfach nicht mehr als angemessen angesehen. Deshalb hat sich in den letzten Jahren in der wissenschaftlichen Literatur zunehmend der Begriff „Soziale Angststörung" durchgesetzt.

1.2 Definition

In die *International Classification of Diseases and Causes of Death* wurde die Diagnose der Sozialen Phobie erst 1991 mit der zehnten Version (WHO/ Dilling et al., 1991) aufgenommen. Die in den Kriterien (vgl. Kasten) angesprochenen situativen Auslöser (A) sind jedoch etwas weniger detailliert beschrieben als im DSM-5 (APA, 2013). Zudem haben einige der unter Kriterium B genannten körperlichen Symptome eine geringe Relevanz für die

Diagnose. Deshalb werden häufig die Kriterien des DSM-5 (APA, 2013; APA/Falkai et al., 2015) vorgezogen (vgl. Kasten). Die DSM-5-Kriterien werden vermutlich auch starken Einfluss auf die ICD-11-Kriterien haben.

Kriterien der Sozialen Phobie (40.1) nach ICD-10 (WHO/Dilling et al., 1991)

A. Entweder (1) oder (2):
   (1) deutliche Angst, im Zentrum der Aufmerksamkeit zu stehen oder sich peinlich oder beschämend zu verhalten,
   (2) deutliche Vermeidung, im Zentrum der Aufmerksamkeit zu stehen oder von Situationen, in denen die Angst besteht, sich peinlich oder beschämend zu verhalten.

   Diese Ängste treten in sozialen Situationen auf, wie Essen und Sprechen in der Öffentlichkeit, Begegnung von Bekannten in der Öffentlichkeit, Hinzukommen oder Teilnahme an kleinen Gruppen, wie z. B. bei Partys, Treffen oder in Klassenräumen.

B. Mindestens zwei Angstsymptome in den gefürchteten Situationen, mindestens einmal seit Auftreten der Störung sowie zusätzlich mindestens eines der folgenden Symptome:
   (1) Erröten oder Zittern,
   (2) Angst zu erbrechen,
   (3) Miktions- oder Defäktionsdrang bzw. Angst davor.

C. Deutliche emotionale Belastung durch die Angstsymptome oder das Vermeidungsverhalten. Einsicht, dass die Symptome oder das Vermeidungsverhalten übertrieben und unvernünftig sind.

D. Die Symptome beschränken sich vornehmlich auf die gefürchtete Situation oder auf die Gedanken an diese.

E. Die Symptome des Kriteriums A sind nicht bedingt durch Wahn, Halluzinationen oder andere Symptome der Störungsgruppen organische psychische Störungen, Schizophrenie und verwandte Störungen, affektive Störungen oder eine Zwangsstörung und sind keine Folge einer kulturell akzeptierten Anschauung.

Diagnostische Kriterien für Soziale Angststörung (Soziale Phobie) nach DSM-5 (APA/Falkai et al., 2015, Reprinted in German with permission from Hogrefe Verlag GmbH & Co. KG. Diagnostic and Statistical Manual of Mental Disorders, Fifth Edition, (Copyright 2013). American Psychiatic Association)

A. Ausgeprägte Furcht oder Angst vor einer oder mehreren sozialen Situationen, in denen die Person von anderen Personen beurteilt werden könnte. Beispiele hierfür sind soziale Interaktionen (z. B. Gespräche mit anderen, Treffen mit unbekannten Personen), beobachtet zu

werden (z. B. beim Essen oder Trinken) und vor anderen Leistungen zu erbringen (z. B. eine Rede halten).
Beachte: Bei Kindern muss die Angst gegenüber Gleichaltrigen und nicht nur in der Interaktion mit Erwachsenen auftreten.

B. Betroffene befürchten, dass sie sich in einer Weise verhalten könnten oder Symptome der Angst offenbaren, die von anderen negativ bewertet werden (d. h. die beschämend oder peinlich sind, zu Zurückweisung führen oder andere Personen kränken).

C. Die sozialen Situationen rufen fast immer eine Furcht- oder Angstreaktion hervor.
Beachte: Bei Kindern kann sich die Furcht oder Angst durch Weinen, Wutanfälle, Erstarren, Anklammern, Zurückweichen oder die Unfähigkeit in sozialen Situationen zu sprechen ausdrücken.

D. Die sozialen Situationen werden vermieden oder unter intensiver Furcht oder Angst ertragen.

E. Die Furcht oder Angst geht über das Ausmaß der tatsächlichen Bedrohung durch die soziale Situation hinaus und ist im soziokulturellen Kontext unverhältnismäßig.

F. Die Furcht, Angst oder Vermeidung ist andauernd; typischerweise über 6 Monate oder länger.

G. Die Furcht, Angst oder Vermeidung verursacht in klinisch bedeutsamer Weise Leiden oder Beeinträchtigungen in sozialen, beruflichen oder anderen wichtigen Funktionsbereichen.

H. Die Furcht, Angst oder Vermeidung ist nicht Folge der physiologischen Wirkung einer Substanz (z. B. Substanz mit Missbrauchspotenzial, medikamentöse Wirkstoffe) oder eines medizinischen Krankheitsfaktors.

I. Die Furcht, Angst oder Vermeidung kann nicht besser durch die Symptome einer anderen psychischen Störung erklärt werden, wie z. B. Panikstörung, Körperdysmorphe Störung oder Autismus-Spektrum-Störung.

J. Falls ein medizinischer Krankheitsfaktor (z. B. Morbus Parkinson, Adipositas, eine Entstellung durch Verbrennung oder Verletzung) vorliegt, so steht die Furcht, Angst oder Vermeidung nicht damit im Zusammenhang oder geht deutlich darüber hinaus.

Bestimme, ob:
„Nur in Leistungssituationen“: Zu verwenden, wenn die Soziale Angststörung ausschließlich auf das Sprechen vor anderen bzw. das Erbringen von Leistungen vor anderen (oder in der Öffentlichkeit) beschränkt ist.

Überzeugung der Peinlichkeit von Verhalten oder Körpersymptomen

Zentrales Merkmal von Sozialen Angststörungen ist die Überzeugung oder Erwartung, dass das eigene Verhalten oder sichtbare körperliche Symptome wie Erröten, Schwitzen oder Zittern von anderen Menschen als lächerlich, merkwürdig, blamabel oder inadäquat bewertet werden. Diese Befürchtungen können zum einen in Situationen ausgelöst werden, in denen eigene Handlungen einer Beobachtung und Bewertung durch andere unterliegen (sogenannte „Performance"-Situationen), z. B. Reden oder Essen in der Öffentlichkeit. Zum anderen können Soziale Angststörungen Interaktionssituationen betreffen, wie z. B. mit Fremden sprechen oder Blickkontakt aufnehmen, Interaktionen mit einer Person des anderen Geschlechts, Umgang mit Autoritätspersonen etc. Sehr häufig finden sich auch Befürchtungen, die sich nicht auf Verhalten, sondern auf das Auftreten von sichtbaren körperlichen Symptomen beziehen, vor allem Erröten, Schwitzen oder Zittern. Eher selten konzentrieren sich die Befürchtungen auf Stottern, die eigene Stimme oder die im ICD-10 genannten Symptome des Magen-/Darm-Traktes. Personen mit Sozialen Angststörungen sind überzeugt, dass ihr Verhalten bzw. die Körpersymptome peinlich, „merkwürdig" oder „lächerlich" wirken, oder dass andere Menschen ihr Auftreten als Versagen oder eine Blamage bewerten.

Die intensiven Angstreaktionen sind in der Regel auch begleitet von körperlichen Symptomen, die kennzeichnend für ein erhöhtes autonomes Erregungsniveau sind (intensives Herzklopfen, Übelkeit, Durchfall, Muskelanspannung). Nicht selten können sich diese Symptome bei Konfrontation mit kritischen Situationen zu Panikattacken aufschaukeln, einhergehend mit der Überzeugung, die Kontrolle über den Körper zu verlieren.

Vermeidung oder Durchstehen sozialer Situationen unter Angst

Ein weiteres Kriterium für Soziale Angststörungen ist eine starke Tendenz zur Vermeidung der gefürchteten Situationen, in denen das vermeintlich peinliche Verhalten oder Körpersymptom auftreten könnte. Diese Vermeidung kann dazu führen, dass sich die Betroffenen aus sozialen Beziehungen zurückziehen, keine Partnerschaften eingehen oder beruflichen Anforderungssituationen aus dem Wege gehen. Da aber die kritischen sozialen Situationen kaum vollständig vermieden werden können, erleben viele Sozialphobiker eine permanente Erwartungsangst (sog. antizipatorische Angst) und können soziale Situationen nur unter höchster emotionaler Belastung durchstehen.

Angesichts der weiten Verbreitung sozialer Ängste in der Allgemeinbevölkerung und der fließenden Übergänge von subklinischen Ängsten zur klinisch bedeutsamen Angststörung ist von besonderer Bedeutung, welches Kriterium für eine klinisch bedeutsame Beeinträchtigung gewählt wird. Hierbei sollten vor allem die sozialen Folgeprobleme berücksichtigt werden, die durch eine durchgängige Vermeidung entstehen: Einsamkeit, Isolation und Partnerlosigkeit im privaten Bereich oder frühzeitiger Schulabbruch und unterqualifizierte Tätigkeiten im Beruf bis hin zur Arbeitslosigkeit. Mitunter schlagen Betroffene mögliche Beförderungen aus oder kündigen sichere Stellen aufgrund ihrer Ängste vor den sozialen Anforderungen. Besonders sorgfältig sollten daher die Formen der Vermeidung und deren Folgen erfasst werden.

Für die Diagnose wird zusätzlich die Einsicht in die Übertriebenheit der Befürchtungen gefordert. Diese wird jedoch nicht immer eindeutig bejaht. Oftmals erleben die Betroffenen ihre Befürchtungen aufgrund der intensiven Emotionen als „evident“. Die Patienten könnten die Übertriebenheit der Befürchtungen besser beurteilen, wenn sie sich von ihren intensiven Emotionen in einer angstauslösenden Situation distanzieren können. Allein die Vorstellung der peinlichen Verhaltensweisen und Symptome kann jedoch schon so starke Angst auslösen, dass dies für die Betroffenen schwer ist. Das Einsicht-Kriterium dient hauptsächlich der Abgrenzung von psychotischen Störungen. Falls den Patienten die Distanzierung schwer fällt, sollte geprüft werden, inwiefern die Befürchtungen nachvollziehbar sind und ob ggf. andere Indikatoren einer Psychose vorliegen.

Nicht immer Einsicht in Übertriebenheit der Befürchtungen

Im Gegensatz zu früheren Ausgaben des DSM schließt die Diagnose einer Sozialen Angststörung im gegenwärtig gültigen DSM-5 (APA, 2013) nicht die gleichzeitige Diagnose einer Vermeidend-Selbstunsicheren Persönlichkeitsstörung aus. Letztere ist gekennzeichnet durch ein „Muster von sozialer Hemmung, Unzulänglichkeitsgefühlen und Überempfindlichkeit gegenüber negativer Bewertung“ (APA/Falkai et al., 2015, S. 884). In Abgrenzung von der Sozialen Angststörung konzentrieren sich die Kriterien auf die Furcht vor engen zwischenmenschlichen *Beziehungen* und weniger auf Befürchtungen bezüglich der sozialen Konsequenzen des eigenen Verhaltens in sozialen *Situationen*. Dennoch überlappen sich die Kriterien in erheblicher Weise: z. B. beziehen sich alleine sechs der sieben Kriterien der Vermeidend-Selbstunsicheren Persönlichkeitsstörung auf soziale Interaktionen. Dieses Problem wird nur durch zukünftige Revisionen der diagnostischen Klassifikationssysteme gelöst werden können.

Starke Überlappung mit Vermeidend-Selbstunsicherer Persönlichkeitsstörung

Während die Diagnose Soziale Angststörung (Soziale Phobie) in früheren Ausgaben des DSM zumeist nur auf Erwachsene angewendet wurde, ist sie seit der 4. Revision DSM-IV (APA, 2000) auch für Kinder vorgesehen. Hierzu werden einige Kriterien spezifisch formuliert. So wird bei Kindern vorausgesetzt, dass die Fähigkeit zum Knüpfen von altersgemäßen sozialen Beziehungen mit vertrauten Personen grundsätzlich möglich ist. Darüber hinaus zeigen Kinder häufiger altersgemäße Formen von Angstreaktionen (Anklammern an Eltern, Schreien, Wutanfälle oder Erstarren), als dass sich typische Muster von Vermeidung und Rückzug feststellen lassen. Die Möglichkeit zur Einsicht in die Übertriebenheit ist nur in geringem Maße gegeben. Kinder sind zudem weniger gut in der Lage, selbstabwertende Kognitionen zu berichten, sondern geben häufiger eine Gedankenleere an. Zur Abgrenzung von passageren, entwicklungsbedingten Rückzugstendenzen sollen die Angstreaktionen mindestens 6 Monate andauern. Aufgrund dieser Einschränkungen wird vielfach davon ausgegangen, dass eine verlässliche Diagnosestellung vor dem 8. Lebensjahr kaum möglich ist.

Spezifische Merkmale bei Kindern

1.3 Differenzialdiagnosen

Die Abgrenzung der Sozialen Angststörung von anderen Angststörungen und depressiven Störungen ist aufgrund von symptomatischen Parallelen und hohen Komorbiditäten oftmals nicht einfach. Tabelle 1 gibt einen Überblick über gemeinsame und unterscheidende Merkmale. Generell ist die Unterscheidung der Sozialen Angststörung von anderen Angststörungen vor allem durch Exploration der auslösenden Bedingungen und Inhalte der Befürchtungen möglich.

Tabelle 1: Differenzialdiagnostik der Sozialen Angststörung (Sozialen Phobie)

Differenzial-diagnosen	Gemeinsames Merkmal	Unterscheidendes Merkmal zur Sozialen Angststörung (SA)
Depressive Störungen	Soziale Ängste und sozialer Rückzug/Vermeidung; negatives Selbstbild	Erwartung von Ablehnung stimmungsabhängig, allgemeiner Antriebs-/Interessenverlust (SA: Angst vor Blamage); Selbstabwertung unabhängig von der Bewertung durch andere (SA: abhängig von der Bewertung durch andere)
Agoraphobie	Vermeidung von Situationen mit vielen Menschen	Angst auch wenn allein, Vermeidung von Hilflosigkeit (SA: Angst vor Blamage/Abwertung)
Panikstörung	Erleben von/Furcht vor Kontrollverlust über Körperreaktionen	Bewertung der Symptome als vitale (SA: soziale) Bedrohung; befürchtete Symptome meist nicht sichtbar, z. B. kardiovaskuläre Symptome, Atemnot, Schwindel (SA: sichtbare Symptome)
Generalisierte Angststörung	Sorgen über soziale Situationen	Antizipation vieler (meist nicht sozialer) katastrophaler Ereignisse (SA: situationsgebundene Erwartung sozialer Abwertung)
Zwangsgedanken	Befürchtung von sozial inakzeptablem Verhalten, Vermeidung von sozialen Situationen, Schamgefühle	Ich-dystoner Verlust der Handlungskontrolle; obszöne Inhalte (SA: ich-syntone Erwartung von Versagen bei der Erfüllung sozialer Verhaltensstandards)
Körperdysmorphe Störung	Vermeidung u. a. von sozialen Situationen; Schamgefühle	Ablehnung wegen entstelltem Aussehen (SA: Ablehnung wegen peinlichem Verhalten, sichtbaren Symptomen)
Schizophrene Störungen	Sozialer Rückzug/ Vermeidung	Grundlegende kognitive Defizite (Verarbeitung komplexer sozialer Reize), Anhedonie, Wahn (SA: übertriebene, aber nachvollziehbare und prinzipiell erfahrungsabhängige/ korrigierbare Befürchtungen)

Die Differenzialdiagnose zur Agoraphobie ist aufgrund möglicher symptomatischer Überlappungen mitunter schwierig. Zum einen ist die Anwesenheit von anderen Menschen bei beiden Störungen ein möglicher Auslöser von Angstreaktionen. Zum anderen können auch agoraphobische Reaktionen mit der Befürchtung einhergehen, sich vor anderen zu blamieren. Im Allgemeinen geben jedoch Patienten mit Agoraphobien im Gegensatz zu Patienten mit Sozialen Angststörungen an, auch in einigen Situationen Angst zu haben, in denen sie *allein* sind (z. B. allein zu Hause sein, allein Fahrstuhl fahren, allein im leeren Kaufhaus). Panikattacken treten nicht nur bei Agoraphobie, sondern auch bei ungefähr 50 % der Personen mit Sozialen Angststörungen auf und können in diesen Fällen zu einer sekundären agoraphobischen Vermeidung führen. In der Regel sind eine gründliche Exploration der auslösenden Situationen, der Kognitionen und der Verhaltensreaktionen, ggf. unterstützt durch den Einsatz von störungsspezifischen Fragebögen zur differenzialdiagnostischen Abgrenzung unerlässlich. Zusätzlich können die berichteten Körpersymptome wichtige Hinweise geben. Erröten, Zittern (bzw. Muskelzucken) und Schwitzen sind typisch für Soziale Angststörungen, dagegen sind Schwindel, Schwächegefühle, Herzrasen, Brustschmerzen und Ohrensausen häufiger Symptome der Panikstörung und/oder Agoraphobie.

Soziale Angststörungen und depressive Störungen weisen eine Reihe von Parallelen auf: Diese betreffen vor allem die soziale Vermeidung und das negative Selbstbild. Bei depressiven Patienten treten soziale Rückzugstendenzen phasenhaft und kongruent mit depressiver Stimmung auf, begleitet von dem typischen Spektrum der Symptome einer depressiven Episode. Bei Personen mit Sozialen Angststörungen ist hingegen eine durchgängige Vermeidung von sozialen Situationen zu beobachten. Prinzipiell ist jedoch die Komorbidität mit depressiven Störungen sehr häufig, sodass oftmals beide Diagnosen zutreffen (vgl. Kapitel 1.7).

1.4 Epidemiologie

Häufigkeit in der Bevölkerung 4 %

Eine Reihe von epidemiologischen Studien an Populationen aus unterschiedlichen Kulturen weisen darauf hin, dass Soziale Angststörungen entgegen früherer Annahmen zu den häufigsten Angststörungen in der Allgemeinbevölkerung zählen. Es gibt beträchtliche Schwankungen in den Schätzungen der Prävalenzraten, die von 1 bis 4 % in früheren Studien bis zu 7 bis 16 % in späteren Studien reichen (Übersicht siehe Wittchen & Fehm, 2003). Im Hinblick auf die unterschiedlichen zeitlichen Bezugsrahmen schwanken die Lebenszeit-Prävalenzraten in den neueren Studien zwischen 7 und 12 %, die Einjahres-Prävalenzen liegen bei ca. 6 bis 8 % und die Einmonats-Prävalenzen bei 3 bis 4 %. Diese Schwankungen sind auf unterschiedliche Untersuchungsmethoden, diagnostische Kriterien und berücksichtigte Altersgruppen zurückzuführen. Eine Reanalyse von epidemiologischen Daten der umfangreichen National Comorbidity Survey (Narrow et al., 2002) zeigt jedoch, dass Soziale Angststörungen selbst bei eng gefassten, medizinisch orientierten Kriterien (u. a. Aufsuchen eines Arztes und Medikamenteneinnahme wegen der Symptome) die häufigste Angststörung darstellen. Es gibt auch Anhaltspunkte, dass die Inzidenz von Sozialen Angststörungen über die letzten Jahrzehnte angestiegen ist. So zeigt eine weitere Reanalyse des National Comorbidity Survey, dass die Lebenszeitprävalenz über verschiedene Kohorten und über unterschiedliche Altersstufen hinweg ansteigt (Heimberg, Stein, Hiripi & Kessler, 2000).

Einige epidemiologische Studien weisen auch darauf hin, dass in der Bevölkerung etwas mehr Frauen als Männer (3 : 2) von der Störung betroffen sind (Wittchen & Fehm, 2003); in klinischen Populationen ist das Geschlechterverhältnis jedoch zumeist ausgeglichen. Bezüglich soziodemografischer Variablen weisen Betroffene im Durchschnitt ein geringeres Einkommen, ein geringeres Bildungsniveau, Zugehörigkeit zu einer geringeren sozialen Schicht und häufiger Arbeitslosigkeit auf. Personen mit Sozialen Angststörungen bleiben darüber hinaus häufiger unverheiratet als andere Menschen. Diese Ergebnisse werden als Ausdruck der gravierenden sozialen Beeinträchtigungen angesehen, die mit Sozialen Angststörungen einhergehen. Soziale Angststörungen bei Jugendlichen sagen späteren Alkohol- und Drogenmissbrauch sowie spätere Alkohol- und Drogenabhängigkeit vorher (Zimmermann et al., 2003).

Früher Beginn in Kindheit oder Jugend

Der Beginn Sozialer Angststörungen liegt in aller Regel in der Kindheit oder frühen Jugend. In den unterschiedlichen Studien lag das durchschnittliche Alter zu Beginn der Störung zwischen 10 und 13 Jahren; ein erstmaliges Auftreten im Erwachsenenalter ist selten. Ein früher Beginn scheint ein Risikofaktor für die Entwicklung des schwereren, generalisierten Subtyps darzustellen (Wittchen et al., 1999). Soziale Ängste können zwar schon in den ersten Lebensjahren auftreten, sind jedoch dann noch nicht eindeutig als Soziale Angststörung diagnostizierbar. Die Diagnosestellung scheint frühestens mit 8 Jahren möglich zu sein, wenn eine Interferenz der sozialen Ängste mit sozialen Anforderungen und sozialen Beeinträchtigungen beobachtet werden kann.

1.5 Risikofaktoren

Zu den Risikofaktoren, die zur Entwicklung Sozialer Angststörungen beitragen, werden einerseits genetische Faktoren und überdauernde Merkmale der Person wie Schüchternheit und Verhaltenshemmung gezählt, zum anderen Umgebungseinflüsse wie die Eltern-Kind-Interaktion, aversive soziale Erfahrungen und negative Lebensereignisse (Überblick siehe Rapee & Spence, 2004).

Genetische Disposition

Genetische Faktoren spielen vermutlich eine bedeutsame, wenn auch moderate Rolle in der Disposition zur Entwicklung Sozialer Angststörungen. In Zwillingsstudien (Kendler et al., 1999) und Familienstudien (Lieb et al., 2000) wurde ein gehäuftes Auftreten von Sozialen Phobien und sozialen Ängsten beobachtet. Allerdings sprechen die Ergebnisse dafür, dass diese genetische Disposition weniger ein spezifischer Risikofaktor für Soziale Angststörungen als vielmehr für Angststörungen insgesamt darstellt.

Schüchternheit kein signifikanter Risikofaktor

Schüchternheit wird als stabiles, genetisch verankertes Persönlichkeitsmerkmal („Temperament") definiert, das sich in zwei Formen sozialer Angst manifestieren kann: (1) einer frühen (< 1 Jahre), durch somatische Angstsymptome charakterisierten Angst vor Fremden (sog. fearful shyness), und (2) einer später (> 4 Jahre) auftretenden, mit erhöhter Selbstbeobachtung und kognitiven Symptomen verbundenen sozialen Angst (self-conscious shyness). Allerdings zeigen Langzeitstudien, dass diese Angstreaktionen in der Kindheit nicht signifikant zur Vorhersage einer Sozialen Angststörung im Erwachsenenalter beitragen (Asendorpf, 2002).

Verhaltenshemmung in Kindheit

Als Risikofaktor für die Entwicklung von Sozialen Angststörungen wird neben Schüchternheit auch die Verhaltenshemmung („behavioral inhibition") diskutiert. Hierunter versteht man die durchgängige, genetische Disposition zu Angst in und Rückzug aus ungewohnten Situationen (Kagan et al., 1984). Eine Reihe von Studien fanden einen erhöhten Zusammenhang von retrospektiv oder im Querschnitt erfasster Verhaltenshemmung mit dem späteren Auftreten von Sozialen Angststörungen. Da dieser Zusammenhang größer war als der zu anderen Angststörungen, vermutet man einen spezifischen Vulnerabilitätsfaktor (Biedermann et al., 2001).

Überprotektive Erziehung und geringe emotionale Zuwendung der Eltern

Unter den potenziellen Faktoren, die in der Kindheit das Risiko für eine spätere Soziale Angststörung erhöhen, wird dem Erziehungsstil die größte Bedeutung beigemessen. Retrospektive Berichte von erwachsenen Betroffenen wie auch direkte Beobachtungen der Eltern-Kind-Interaktion sprechen für einen Erziehungsstil der Eltern, der durch erhöhte Kontrolle, überprotektives Verhalten und weniger emotionale Zuwendung charakterisiert ist. Allerdings ist anzunehmen, dass dieser Erziehungsstil eher auf eine reziproke Interaktion zurückgeht: Ein eher sozial zurückgezogenes Kind löst bei der Mutter die Tendenz zu stärker kontrollierenden und protektiven Tendenzen aus; diese wiederum verstärken die sozialen Rückzugstendenzen beim Kind etc. (Rapee & Spence, 2004).

Es gibt eine Reihe von Befunden, die dafür sprechen, dass Angststörungen innerhalb von Familien auch durch Modelllernen übertragen werden können (familiäre Transmission). Hierfür könnte sprechen, dass Kinder von Eltern mit einer Sozialen Angststörung häufiger diese Störung entwickeln als

Kinder von Eltern, die keine psychische Störung aufweisen (Lieb et al., 2000). Allerdings scheint es sich hierbei um einen Risikofaktor zu handeln, der auch für Kinder von Eltern mit anderen psychischen Störungen zutrifft und somit nicht für Soziale Angststörungen spezifisch ist.

Soziale „Traumata"

In retrospektiven Studien berichtet ungefähr jeder zweite Betroffene von einem aversiven sozialen Erlebnis, bevor die Soziale Angststörung begann (z. B. vor der Schulklasse ausgelacht worden zu sein, von anderen Kindern gehänselt, gedemütigt oder ausgeschlossen worden zu sein). Diese Befunde lassen sich teilweise auch aus Beobachtungsstudien mit sozialphobischen Kindern und gleichaltrigen Peers belegen (Rapee & Spence, 2004). Dabei scheinen sich die negativen Reaktionen von gleichaltrigen Kindern und die Rückzugstendenzen von sozialphobischen Kindern gegenseitig zu verstärken.

Neben diesen aversiven sozialen Erlebnissen berichten Personen mit Sozialen Angststörungen gehäuft von belastenden Lebensereignissen wie Scheidung, psychischen Störungen, Zerrüttung von Familie und Ehe, familiären Konflikten und sexuellem Missbrauch. Auch wenn die Studien mit großen methodischen Problemen, wie z. B. Erinnerungsfehlern, verbunden sind und belastende Lebensereignisse auch bei anderen psychischen Störungen gehäuft in der Kindheit vorkommen, so sprechen die Ergebnisse dafür, dass negative Erfahrungen und Lebensereignisse das Risiko für die Entwicklung von Sozialen Angststörungen erhöhen.

1.6 Verlauf und Prognose

Chronischer oder fluktuierender Verlauf

Epidemiologische Studien zeigen, dass Soziale Angststörungen chronisch verlaufen, mit einer durchschnittlichen Dauer von 20 bis 30 Jahren. Im Allgemeinen erlebt nur eine Minderheit der Personen mit Sozialen Angststörungen eine dauerhafte Spontanremission; in den verschiedenen Studien schwanken die Zahlen zwischen 11 und 48 %. In einer Längsschnittstudie erfüllten nach zwei Jahren 80 %, nach fünf Jahren 73 % und nach acht Jahren immer noch 64 % der 158 nicht behandelten Patienten die Diagnosekriterien für Soziale Phobie. Bei ca. einem Drittel der Remissionen folgt nach vier bis fünf Jahren wieder ein Rückfall (Keller, 2003).

Eine prospektive Längsschnittstudie mit Jugendlichen zeigte, dass sich die Störung in den meisten Fällen zunächst zunehmend verschlechtert, allerdings mit vorübergehenden Verbesserungen und Schwankungen der Symptomatik. Nach einem Alter von 24 Jahren hingegen verläuft die Störung in der Regel stabil und ohne Spontanremissionen (Wittchen & Fehm, 2003). Insgesamt ist der natürliche Verlauf ohne Behandlung im Vergleich zur Panikstörung und Depression als weitaus ungünstiger einzuschätzen.

1.7 Komorbidität

Die überwiegende Mehrheit der Personen mit Sozialen Angststörungen leidet unter weiteren psychischen Störungen, wobei Angststörungen, depressive Störungen und Substanzabhängigkeiten am häufigsten vorkommen. In dem bereits angesprochenen National Comorbidity Survey (Magee et al., 1996) litten 81 % der Patienten mit Sozialer Angststörung gleichzeitig unter mindestens einer anderen psychischen Störung. Die höchste Komorbidität bestand mit anderen Angststörungen (56.9 %), insbesondere Spezifischen Phobien, Agoraphobien und Posttraumatischen Belastungsstörungen. 41.4 % der Patienten mit Sozialen Angststörungen hatten zusätzlich affektive Störungen, insbesondere Major Depression, 39.6 % litten unter Substanzmissbrauch oder -abhängigkeiten. Sieht man einmal von den klinisch weniger relevanten Spezifischen Phobien ab, so stellt Major Depression die häufigste Komplikation bei Sozialen Angststörungen dar. In der Regel sind es jedoch mehrere psychische Störungen, die zusätzlich zur Sozialen Angststörung auftreten: bei 19 % besteht lediglich eine, bei 14 % bestehen zwei, bei 48 % drei zusätzliche Störungen. Bei Komorbidität von Sozialen Angststörungen mit anderen Störungen sind die Einschränkungen sozialer Beziehungen und sozialer Rollenfunktionen noch gravierender als bei „unkomplizierten" Sozialen Angststörungen (Stein & Kean, 2000).

Hohe Komorbidität mit Depression, Sucht und Angststörungen

Die Soziale Angststörung gilt umgekehrt als eine häufige komorbide Störung bei anderen psychischen Störungen. Etwa jeder dritte Patient mit affektiven Störungen leidet gleichzeitig unter einer komorbiden Sozialen Angststörungen (Zimmerman et al., 2002); ungefähr zwei Drittel dieser Personen sucht primär eine Behandlung für die Soziale Angststörung. Auch in Studien mit essgestörten Frauen fand sich eine erhöhte Komorbiditätsrate von 20 % mit Sozialen Angststörungen (Kaye et al., 2004).

In den meisten Fällen geht die Soziale Angststörung der komorbiden Störung voraus, vor allem bei frühem Beginn der Sozialen Angststörung. Depression und Alkoholmissbrauch zählen zu den häufigsten nachfolgenden Komplikationen. Die selteneren Sozialen Angststörungen mit spätem Beginn sind eher eine sekundäre Folge anderer komorbider Störungen. Hieraus lässt sich die Schlussfolgerung ziehen, dass Soziale Angststörungen ein verbreiteter Risikofaktor für die Entwicklung weiterer psychischer Störungen, vor allem von Depression und Suchterkrankungen, sind.

Risikofaktor für andere psychische Störungen

Eine Erklärung für die häufige Entwicklung sekundärer Depression könnte sein, dass bei schwereren Sozialen Angststörungen starke Vermeidungstendenzen mit einer zunehmenden Demoralisierung und einem negativen Selbstbild einhergehen. Hierfür spricht auch, dass bei komorbider Depression das Suizidrisiko stark erhöht ist: 71 % der Personen mit Sozialer Angststörung äußerten Suizidgedanken und 34.9 % berichteten von Suizidversuchen in der Vorgeschichte (Nelson et al., 2000). Das Suizidrisiko ist dabei dreimal so hoch wie bei Personen mit Major Depression ohne komorbide Soziale Angststörung.

Sekundärer Substanzmissbrauch und -abhängigkeit dürften auf den Versuch zurückzuführen sein, die Substanzen als Selbstmedikation zur Spannungsreduktion einzusetzen. Allerdings können Soziale Angststörungen auch als Folge von Substanzstörungen entstehen, da die Betroffenen aufgrund von Entzugserscheinungen oder beruflichen Problemen fürchten, stigmatisiert zu werden.

1.8 Diagnostische Verfahren

Angesichts der Abgrenzungsprobleme von subklinischen sozialen Ängsten einerseits und anderen psychischen Störungen andererseits sowie der hohen Komorbiditätsraten ist der Einsatz von diagnostischen Hilfsmitteln zur genauen Diagnostik von Sozialen Angststörungen besonders empfehlenswert.

Störungsspezifische Fragebögen anwenden

Für die Diagnosestellung nach ICD-10 oder DSM-5 sind die entsprechenden Module aus dem „Strukturierten Klinischen Interview für DSM-IV-Achse I[1]" (SKID-I, Wittchen, Zaudig & Fydrich, 1997) wie auch das „Diagnostische Interview für psychische Störungen" (DIPS, Margraf, Schneider & Ehlers, 1994) hilfreich. Im DIPS werden zusätzlich zur Diagnosestellung Informationen erhoben, die in der Therapieplanung bzw. Indikationsstellung berücksichtigt werden können.

Sowohl zum Screening als auch zur Bestimmung des Schweregrads einer Sozialen Angststörung ist die Verwendung von psychometrisch evaluierten Fragebögen in der klinischen Praxis sehr zu empfehlen. Hierzu eigenen sich besonders folgende störungsspezifische Verfahren:

- Die Social Phobia Scale (SPS) und die Social Interaction Anxiety Scale (SIAS) (Mattick & Clarke, 1998; deutsch: Consbruch, Stangier & Heidenreich, 2016) umfassen jeweils 20 Items. Die SPS erfasst Angst vor Situationen, in denen die betroffene Person der Bewertung durch andere unterliegt (sog. „performance anxiety"). Die SIAS bezieht sich auf Ängste in sozialen Interaktionssituationen. Beide Skalen weisen hinsichtlich interner Konsistenz und diskriminanter Validität zufriedenstellende bis gute Kennwerte auf. Es liegen Cut-off-Werte zur Abgrenzung der Sozialen Angststörung von Personen mit anderen psychischen Störungen und Personen ohne psychische Störungen vor (Stangier et al., 1999).
- Der Social Phobia and Anxiety Inventory (SPAI) (Turner, Beidel, Dancu & Stanley, 1989; deutsche Fassung: Fydrich, Scheurich & Kasten, 1995) enthält 32 Items, die sich auf soziale Ängste in Bezug auf verschiedene

1 SKID-I wird auf der Basis des DSM-5 gegenwärtig überarbeitet.

Personengruppen (z. B. unbekannte Menschen, Vorgesetzte oder Autoritätspersonen, andere Menschen allgemein) beziehen. Einige Items sind durch Mittelwertbildung über verschiedene Subitems auszuwerten, sodass der Fragebogen insgesamt 63 Fragen enthält. Zusätzlich werden neben sozialphobischen Symptomen in einer Subskala auch agoraphobische Symptome erfasst. Der SPAI ist deshalb zeitaufwendiger als die SIAS und SPS, jedoch sensitiver für Therapieeffekte. Es liegen Cut-off-Werte für die Bestimmung von Sozialen Angststörungen und Agoraphobien vor.

- Der Social Phobia Inventory (SPIN) (Connor, Davidson, Churchill, Sherwood, Foa & Weisler, 2000; deutsch: Consbruch, Stangier & Heidenreich, 2016) enthält 17 Items und eignet sich als Screening-Instrument für Soziale Angststörungen. Der Fragebogen ist bezüglich Reliabilität und Validität überprüft. Es liegen Cut-off-Werte für die Identifikation von Sozialen Angststörungen und zur Abgrenzung von psychischen Störungen und nicht klinischen Kontrollpersonen vor.
- Die Liebowitz Social Phobia Scale (Liebowitz, 1987; deutsch: Consbruch, Stangier & Heidenreich, 2016) ist das am meisten verbreitete Fremdbeurteilungsverfahren für Soziale Phobien. Aufgrund eines semistrukturierten Interviews werden das Ausmaß der Angst und die Häufigkeit von Vermeidung in 24 sozialen Situationen erfasst. Die Items werden in separaten Subskalen zu Leistungs- und Sozialangst und in einer Gesamtskala aufsummiert. Interne Konsistenz und konvergente Validität der deutschen Version sind zufriedenstellend. Ein Cut-off-Wert der englischen Originalversion liegt vor. Darüber hinaus besteht die Möglichkeit zur quantitativen Abgrenzung vom generalisierten und nicht generalisierten Subtyp.

Die genannten Instrumente eignen sich auch für Messungen zur Therapieevaluation. Weiterhin ist der Einsatz von Fragebögen zur Diagnostik komorbider Störungen sinnvoll, z. B. das Beck Depressions-Inventar für depressive Störungen. Außerdem existiert eine Reihe von Fragebögen, die sich nicht spezifisch auf das Störungskonzept der Sozialen Angststörung beziehen. Im deutschen Sprachraum wird häufig der U-Fragebogen von Ullrich de Muynck und Ullrich (1977) eingesetzt, um Selbstunsicherheit und Kompetenzdefizite zu erfassen. Der Fragebogen wurde auf der Basis des Konzeptes sozialer Kompetenzen entwickelt und lässt sich nur begrenzt für die Diagnostik Sozialer Angststörungen einsetzen.

Zusätzlich liegen einige Fragebögen vor, die zur Erfassung wichtiger Komponenten des kognitiven Modells eingesetzt werden können, wie der Fragebogen zu sozialphobischen Kognitionen (SPK, Stangier, Heidenreich & Peitz, 2009; siehe Kapitel 3.1 und Anhang, S. 118).

2 Störungstheorien und Erklärungsmodelle

2.1 Kognitive Theorien

Im Folgenden wird auf die kognitive Theorie von Beck und Mitarbeitern sowie auf das Modell von Clark und Wells eingegangen.

2.1.1 Die Theorie von Beck

Nach der Theorie von Beck, Emery und Greenberg (1985) stellen negative kognitive Schemata die zentrale Ursache für die Entwicklung psychischer Störungen dar. Wenn die kognitiven Schemata durch Stressoren wie Lebensereignisse oder besondere Anforderungen aktiviert werden, so entwickeln sich die problematischen Emotionen und Verhaltensweisen. Dies bedeutet, dass nach Beck et al. (1985) eine erfolgreiche Behandlung die Veränderung der problematischen kognitiven Schemata voraussetzt.

Charakteristisch für Soziale Angststörungen sind nach Beck et al. (1985) u. a. folgende Schemata:
- Bewertungen des Selbst als inkompetent oder Versager,
- die übermäßige Gewichtung der Bewertung durch andere und gesellschaftlicher Normen,
- die Sichtweise, dass andere Menschen immer sehr kritisch in ihrer Beurteilung sind,
- perfektionistische Standards der Bewertung des eigenen Verhaltens,
- Rollenangemessenheit des eigenen Verhaltens.

Solche negativen kognitiven Schemata werden nach Beck et al. (1985) in Form von konditionalen oder unkonditionalen Annahmen im Gedächtnis gespeichert. Unkonditionale Annahmen sind Grundüberzeugungen, die absolute Bewertungen enthalten (z. B. „Ich bin ein Außenseiter“ oder „Ich bin nicht liebenswert“). Konditionale Annahmen sind Wenn-dann-Verknüpfungen, etwa der Art „Wenn andere merken, dass ich ängstlich bin, werden sie mich ablehnen“. Diese kognitiven Schemata bilden die *Disposition* zur Entwicklung von Sozialen Angststörungen. Ihre Aktivierung in späteren Lebensphasen führt zur Auslösung der Störung.

Als beobachtbares Resultat dieser Schemata erleben Patienten mit Sozialen Angststörungen negative automatische Gedanken in angstauslösenden Situationen oder in Erwartung solcher Situationen. Solche Gedanken sind zum Beispiel: „Die anderen finden mich lächerlich“, „Die anderen sehen mir an, dass ich unfähig bin“ (siehe Fragebogen zu sozialphobischen Kognitionen (SPK) im Anhang, S. 118). Diese Gedanken werden als „automatisch“ verstanden, da sie nur wenig Aufmerksamkeitskapazität erfordern und habituell ablaufen, im Gegensatz zu kontrollierten (oder „strategischen“) Verarbeitungsprozessen, die zielorientiert und bewusst ablaufen. Dies heißt nicht, dass diese Gedanken völlig unbewusst sind. Sie gelten als zumindest potenziell bewusst wahrnehmbar. Automatische Gedanken bieten einen guten Einstieg in die Therapie, da sie am leichtesten einer Identifikation und Veränderung zugänglich sind. Die Veränderung dysfunktionaler Grundüberzeugungen ist durch kognitive Verzerrungen wie Übergeneralisierung oder selektive Abstraktion des Patienten erschwert, und stellt daher besondere Anforderungen an den Therapeuten.

Negatives Selbstbild entsteht in Kindheit oder Jugend

Die Entstehung der negativen kognitiven Schemata kann auf unterschiedliche Einflüsse und Erfahrungen im Laufe der frühen Entwicklung zurückgeführt werden. Sie können z. B. durch Modelllernen von den Eltern übernommen werden oder durch elterliche Erziehungsstile verstärkt worden sein (vgl. Kapitel 2.2). Auch eine überkritische oder überbehütende Haltung der Eltern kann die Entwicklung eines positiven Selbstbildes und von Selbstvertrauen behindern. Auf die gleiche Weise können auch psychische Störungen der Eltern, insbesondere Soziale Angststörungen, auf direkte Weise das Risiko zur Entwicklung einer Sozialen Angststörung bei Kindern erhöhen (Lieb et al., 2000). Weiterhin tragen auch soziale Misserfolgserlebnisse (von Mitschülern gehänselt oder vor der Klasse ausgelacht werden) und traumatisierende Erfahrungen im engeren Sinne, etwa sexueller Missbrauch, zu negativen Schemata bezüglich des Selbst oder der Bewertung durch andere bei.

Vor allem aber sind es ungünstige Erfahrungen in Übergängen von einer Entwicklungsphase zur nächsten, die die Entwicklung von Sozialen Angststörungen begünstigen. Insbesondere in der frühen Adoleszenz, wenn die eigenen sozialen Fähigkeiten noch nicht weit entwickelt sind, kann es durch überzogene Erwartungen der Umwelt und einer Überforderung des sozialen Verhaltensrepertoires zur Entwicklung ungünstiger Überzeugungen kommen (vgl. Beck et al., 1985, S. 92). Die Belastungen, die mit dieser Entwicklungsphase einhergehen, aktivieren somit die negativen Schemata. Nicht zufällig entwickeln sich behandlungsbedürftige soziale Ängste zum ersten Mal in dieser Lebensphase. Von klinischer Bedeutung ist die Beobachtung, dass die negativen Schemata trotz der Entwicklung eines angemessenen Repertoires an sozialen Fähigkeiten längerfristig bestehen bleiben und nicht korrigiert werden.

2.1.2 Das Modell von Clark und Wells

Auch Clark und Wells (1995) nehmen an, dass Personen mit Sozialen Angststörungen in sozialen Situationen eine Bedrohung wahrnehmen, weil individuell unterschiedliche problematische Überzeugungen aktiviert werden, die sie aufgrund früherer Erfahrungen entwickelt haben (siehe auch Clark & Ehlers, 2002). Es kann sich hierbei um konditionale Überzeugungen (z. B.

„Wenn ich nicht viel sage, denken die anderen, dass ich ein Langeweiler bin", „Wenn Menschen mich näher kennenlernen, werden sie mich ablehnen"), unkonditionale Überzeugungen (z. B. „Ich bin nicht liebenswert", „Ich bin merkwürdig") oder übertriebene Standards an das eigene Verhalten (z. B. „Ich muss mich immer intelligent anhören", „Ich darf nur sprechen, wenn andere eine Pause machen") handeln.

Clark und Wells (1995) stellten sich die wichtige Frage, warum sich diese Überzeugungen nicht geändert haben, obwohl die Betroffenen im Alltag viele Erfahrungen gemacht haben, die ihren sozialphobischen Überzeugungen widersprechen. Soziale Situationen können (im Gegensatz zu vielen anderen phobischen Stimuli) in unserer Gesellschaft nicht durchgängig vermieden werden. So müssen sich Personen mit Sozialen Angststörungen immer wieder den gefürchteten Situationen stellen und erleben dabei im Allgemeinen nicht die erwarteten negativen Reaktionen anderer Menschen. Diese Konfrontation sollte nach traditionellen verhaltenstherapeutischen Ansätzen zu einer Reduktion der Angst aufgrund von Habituation und aus kognitiver Sicht zu einer Korrektur der sozialphobischen Überzeugungen führen. Trotzdem erleben die Betroffenen über viele Jahre hinweg intensive Angst in sozialen Situationen.

Aufrechterhaltung durch fehlerhafte Verarbeitung sozialer Information

Clark und Wells (1995) erklären die Aufrechterhaltung der sozialen Ängste und problematischen Überzeugungen durch Prozesse in der Informationsverarbeitung in sozialen Situationen. Die zentralen Faktoren sind: (1) erhöhte Selbstaufmerksamkeit und Verarbeitung des Selbst als soziales Objekt (dies beinhaltet verzerrte Eindrücke und Vorstellungen, wie man auf andere wirkt); (2) Sicherheitsverhalten sowie (3) problematische antizipatorische und nachträgliche Verarbeitungsprozesse.

Exzessive Selbstaufmerksamkeit und verzerrte Verarbeitung des Selbst als soziales Objekt

Exzessive Selbstaufmerksamkeit verhindert Aufnahme sozialer Information

Wenn Personen mit Sozialer Angststörung in einer sozialen Situation eine negative Bewertung durch andere Menschen erwarten, wenden sie ihre Aufmerksamkeit (oft automatisch) in extremer Weise auf eine detaillierte Selbstbeobachtung und Überprüfung ihrer selbst (exzessive Selbstaufmerksamkeit). Welchen Eindruck sie auf andere machen und wie diese über sie denken, schließen sie aufgrund interner Informationen (d. h. Körperempfindungen, Gefühle, Vorstellungsbilder), die sie aus der Selbstbeobachtung gewinnen.

Gefühle und Körperempfindungen. Die Betroffenen setzen ängstliche Gefühle und Körperempfindungen mit ängstlichem Aussehen gleich, eine sog. emotionale Beweisführung (Mansell & Clark, 1999): „Weil ich mich ängstlich fühle, beweist dies, dass ich extrem ängstlich aussehe." Das kann zu deutlichen Verzerrungen führen. Zum Beispiel schlussfolgern viele Patienten aus dem „Gefühl" zu zittern oder zu schwitzen, dass das Zittern oder

Erröten so stark ist, dass es anderen Menschen auffällt; tatsächlich sind diese körperlichen Symptome jedoch kaum merklich oder überhaupt nicht sichtbar (Hackmann, Clark & McManus, 2000).

Verzerrte Vorstellung des sozialen Selbst aus der Beobachterperspektive

Verzerrte Vorstellungsbilder des sichtbaren Selbst. Viele Personen mit Sozialer Angststörung erleben in sozialen Situationen spontan Vorstellungsbilder, in denen sie sich selbst aus einer Beobachterperspektive erleben (Hackmann, Clark & McManus, 2000; Wild & Clark, 2011). Diese Vorstellungsbilder sind keine realistische Repräsentation ihrer Erscheinung, sondern vielmehr eine stark verzerrte Visualisierung oder gelegentlich auch akustische Vorstellung ihrer Ängste (z. B. hören, wie sich die eben gesagten Worte in piepsiger Stimme wiederholen) (Hackmann, Clark & McManus, 2000; siehe auch Wild & Clark, 2011). Die Vorstellungsbilder beinhalten zumeist die schlimmsten Befürchtungen der Betroffenen. Eine Patientin berichtete z. B., dass sie ein Bild von sich sehe, wie sie mit herunterrinnenden Schweißperlen auf dem Gesicht vor einer Gruppe Menschen stehe und alle sie angewidert anstarren. Die Vorstellungen können auch durch Körperempfindungen verstärkt werden: Ein Sozialphobiker, der an seiner Arbeitsstelle befürchtet, dass eigene Beiträge in Versammlungen dumm wirken könnten, könnte sich aufgrund von Spannungsgefühlen der Gesichtsmuskulatur vorstellen, wie ein „schwachsinniger Trottel" oder „Hanswurst" auszusehen. Die Basis der verzerrten Vorstellungen sind verfestigte Erinnerungen an frühere, sozial traumatisierende Erfahrungen aus Kindheit oder Jugend (Hackmann et al., 2000). So gehen die Vorstellungen vieler Betroffenen auf Situationen zurück, in denen sie als Kinder vom Lehrer vor der Klasse „heruntergemacht", von anderen Kindern gehänselt und ausgelacht oder vom Vater als „Versager" beschimpft und gedemütigt wurden. Die Erinnerungen können mit der Zeit verfälscht werden, z. B. werden tatsächlich erlebte Hänseleien als noch gravierender und demütigender erinnert (Brendle & Wenzel, 2004) und die negative Bedeutung und Interpretation der Erinnerung kann sich dadurch verstärken (z. B. interpretieren Betroffene die Reaktionen einer Situation als negativ und rufen die Situation mit der Interpretation später als tatsächlich so geschehen (Hertel et al., 2008). Die Verbindung zwischen den verzerrten Vorstellungen und früheren Erlebnissen sind den Betroffenen jedoch zunächst nicht bewusst und werden erst durch Nachfragen berichtet (Wild & Clark, 2011). Interessanterweise fallen diese früheren Erlebnisse häufig in eine Zeit, in der auch die Soziale Angststörung begonnen hat (Holmes & Mathews, 2010).

Auslöser frühe traumatische Erfahrungen

Diffuse Eindrücke einer negativen Wirkung auf andere. Neben Gefühlen und Vorstellungsbildern können auch diffusere Eindrücke („felt sense") zu dem negativen Eindruck des sozialen Selbst beitragen. Zum Beispiel äußerte ein Patient, dass er im Zusammensein mit anderen Menschen eine Trennung erlebe, so als ob zwischen ihm und den anderen eine „gläserne Wand" sei. Diese Wahrnehmung geht einher mit dem Gefühl, „merkwürdig" und „absonderlich" zu wirken. Auf diese Art geraten sie in ein geschlossenes System, in dem sie die vermeintlichen Beweise für die befürchtete negative Bewertung durch andere selbst erzeugen, und in dem sie Hinweise ignorieren bzw. nicht wahrnehmen, die die Erwartung einer Blamage entkräften könnten (z. B. positive Reaktionen von anderen Menschen; Spurr & Stopa, 2002; McManus et al., 2009).

Sicherheitsverhalten

Sicherheitsverhalten verhindert Aufnahme korrektiver Information

Unter Sicherheitsverhalten versteht man Strategien, die in angstauslösenden Situationen eingesetzt werden, um eine gefürchtete Katastrophe zu verhindern oder deren Auswirkungen entgegenzuwirken. Nach dem Modell von Clark und Wells (1995) wird die Soziale Angststörung durch Sicherheitsverhalten aufrechterhalten, indem aus einem Nichteintreten der Katastrophe nicht etwa die Schlussfolgerung gezogen wird, dass die negativen Erwartungen unbegründet sind, sondern dass das Sicherheitsverhalten eine Katastrophe verhindert hat (Wells, Clark, Salkovskis et al., 1995). Beispiele hierfür sind: Sätze innerlich vorbereiten und einüben, um zu verhindern, beim öffentlichen Vortragen ins Stocken zu geraten; ein Glas fest in beide Hände nehmen, um Zittern zu unterdrücken; viele interessante Erzählungen in die Unterhaltung einbringen, um dem Eindruck entgegenzuwirken, langweilig und uninteressant zu sein.

Die Identifikation von Sicherheitsverhalten ist oftmals nicht einfach, da es sich meist um idiosynkratische Strategien handelt, d. h. auf höchst individuellen Vermutungen hinsichtlich ihrer Wirkung basieren. Zudem sind die meisten Strategien eher mentale Prozesse als beobachtbare Verhaltensweisen. Und obwohl Sicherheitsverhalten intentional, d. h. mit der Absicht einer Verhinderung einer Blamage oder Ablehnung, eingesetzt wird, ist es dennoch häufig automatisiert und den Betroffenen nicht bewusst.

Darüber hinaus wird in angstauslösenden Situationen häufig eine große Anzahl von Sicherheitsverhaltensweisen eingesetzt. Sie zielen darauf ab, durch erhöhte Selbstbeobachtung und Selbstkontrolle peinliches Verhalten oder Symptome zu unterdrücken bzw. zu verhindern (z. B. sich überlegen, was man sagen will) oder, falls sie doch auftreten, diese zur verbergen (z. B. Wahl der Kleidung bei übermäßigem Schwitzen). Andere Strategien haben das Ziel, durch „unauffälliges“ Verhalten, die Aufmerksamkeit anderer zu vermeiden (z. B. zu schweigen, sich „möglichst normal“ zu verhalten) oder eigene Aufmerksamkeit von unangenehmen Gedanken oder Gefühlen weg zu lenken, die peinliche Verhaltensweisen oder Körpersymptome hervorrufen könnten (z. B. gezielt an etwas Positives denken).

Ungünstige Wirkung von Sicherheitsverhalten

Neben der Aufrechterhaltung sozialphobischer Überzeugungen können manche Sicherheitsverhaltensweisen auch zu anderen ungünstigen Auswirkungen führen:

- Sicherheitsverhalten kann paradoxerweise manche Symptome hervorrufen, die eigentlich verhindert oder unterdrückt werden sollen. Zum Beispiel führt der Versuch, Zittern zu unterdrücken, indem man ein Glas fester anfasst, zu einer verkrampfteren Haltung, ruckartigen Bewegungen oder Zittern. Versucht man, Schweißflecken unter den Achseln durch das Tragen einer Jacke oder festes Andrücken der Arme an den Körper zu verbergen, kann dies zu vermehrtem Schwitzen führen. Bemüht man sich, den roten Faden einer Unterhaltung nicht zu verlieren, indem man sich bewusst alles Gesagte wörtlich merkt, überfordert man das eigene Gedächtnis und kann der Unterhaltung nicht mehr folgen.

- Sicherheitsverhalten führt zu einer verstärkten Selbstaufmerksamkeit, da sich die Person im erhöhten Maße beobachten muss, um zu überprüfen, ob das peinliche Verhalten oder Körpersymptom unterdrückt wird. Beispielsweise konzentriert sich eine Person, die Erröten durch gezielte Entspannung verhindern will, auf die Hauttemperatur des Gesichts, um festzustellen, ob auch wirklich kein Erröten eintritt.
- Sicherheitsverhaltensweisen sind häufig so auffällig, dass die Aufmerksamkeit anderer Menschen auf den Betroffenen gelenkt wird. So vermeiden z. B. manche Patienten durch leises Sprechen, im Mittelpunkt der Aufmerksamkeit zu stehen. Hierdurch können andere Personen sie jedoch schlechter verstehen und sind gezwungen, sich ihnen noch stärker zuzuwenden. Ein anderes Beispiel wäre ein Sozialphobiker, der Angst vorm Trinken in der Öffentlichkeit hat, weil er zittern könnte, und der versucht, durch Festhalten des Glases mit beiden Händen, Herunterbeugen des Kopfes und Abwenden von Gesprächspartnern, das Zittern zu verbergen. Durch diese auffälligen Verhaltensweisen wird die Aufmerksamkeit der Gesprächspartner erst auf das Verhalten des Sozialphobikers gelenkt.
- Sicherheitsverhalten hat häufig negative Wirkungen auf andere Personen, die sozialphobischen Patienten meist nicht bewusst sind (Stangier, Heidenreich & Schemelleh-Engel, 2006). Die negativen Reaktionen der anderen werden wiederum von den Patienten als Bestätigung ihrer Befürchtung, sich peinlich verhalten zu haben, fehlinterpretiert. Zum Beispiel wirken Sozialphobiker auf andere Menschen häufig distanziert und gedankenverloren, weil sie ständig damit beschäftigt sind, ihr Verhalten zu überprüfen, und deshalb nur wenig Aufmerksamkeit auf den Gesprächspartner richten können. Der Versuch, Angstsymptome zu verstecken und möglichst kein Anzeichen von Schwäche zu zeigen, lässt Personen mit einer Sozialen Angststörung nicht selten arrogant oder unfreundlich erscheinen und löst bei den Gesprächspartnern negative Reaktionen hervor.

Verarbeitungsprozesse vor, in und nach einer sozialen Situation

Selektive Aufmerksamkeit für negative soziale Information

Interpretation sozialer Hinweisreize. Sozialphobiker richten ihre Aufmerksamkeit nicht nur im geringeren Maße auf die soziale Situation, sondern sie interpretieren diese in verzerrter, negativer Weise. So konzentrieren sich Sozialphobiker selektiv auf negative Reaktionen anderer. Darüber hinaus deuten sie auch zweideutige oder neutrale Reaktionen als sicheres Zeichen der Zurückweisung (Stopa & Clark, 2000). Zum Beispiel interpretieren Sozialphobiker bei öffentlichen Reden das Fehlen positiver Reaktionen der Zuhörer (Nicken, Lächeln) und vieldeutige Reaktionen im Publikum (vom Redner abwenden, auf Notizen schauen etc.) als Anzeichen von Ablehnung, obwohl diese Reaktionen ebenso Hinweise auf eine anregende und inspirierende Wirkung ihrer Rede sein könnten.

Antizipation von sozialer Bedrohung. Bereits im Vorfeld einer kritischen sozialen Situation beschäftigen sich Sozialphobiker mit möglichen negativen Ereignissen und erleben beträchtliche Angst (Hinrichsen & Clark, 2003). Sie stellen sich intensiv vor, wie sie auf andere negativ wirken und abgelehnt werden, und beziehen sich dabei auf Erinnerungen an vergangene Misserfolge. Diese Erwartungsangst geht einher mit einer hohen Selbstaufmerksamkeit, Vorstellungen über ihre Wirkung auf andere und dem Versuch, der drohenden Katastrophe mit Hilfe von Sicherheitsverhalten (z.B. intensiver Vorbereitung) entgegenzuwirken. Die Angst kann so intensiv werden, dass die Patienten das Ereignis völlig vermeiden. Begeben sie sich trotz der Angst in die Situation, so befinden sie sich bereits auf einem hohen Angstniveau und in einer extrem ungünstigen Form der Informationsverarbeitung, sodass ein positiver Ausgang weniger wahrscheinlich wird.

Antizipatorische Verarbeitung erhöht Angst

Negative Umbewertung im Rückblick auf die soziale Situation. Auch nach einer sozialen Situation setzt sich die verzerrte Verarbeitung fort. Obwohl die Person möglicherweise keine negativen Erfahrungen gemacht hat, wird die Situation im Rückblick einer erneuten Prüfung unterzogen. Die Person geht das Ereignis noch einmal in allen Einzelheiten durch, wobei die in der Situation erlebten Angstgefühle, die hohe Selbstaufmerksamkeit und die Vorstellungen bezüglich der eigenen Wirkung erneut aktiviert werden. Da soziale Interaktionen selten mit eindeutig positiven Rückmeldungen, sondern meist mit mehrdeutigen Hinweisen auf die Bewertung durch andere verbunden sind, wird der Rückblick durch die negative Selbstwahrnehmung bestimmt und die Interaktion viel negativer beurteilt, als sie in Wirklichkeit war (Abbott & Rapee, 2004). Zum Beispiel berichtete eine Patientin davon, dass sie in einer Unterhaltung mit Bekannten gesagt hatte, dass sie einen bestimmten Film gesehen hätte. Später erinnerte sie sich daran, dass keiner der Bekannten diesen Film gesehen hatte. Sie interpretierte dies als Hinweis darauf, dass der Film nicht anspruchsvoll sei und die Bekannten sie jetzt für eine ungebildete und dumme Person halten würden, ohne ihr dies direkt zu sagen.

Nachträgliche Umbewertung stabilisiert negative Überzeugung

Ein weiterer Faktor, der zu einer nachträglichen negativen Umdeutung von möglicherweise positiven oder neutralen Erfahrungen führt, ist die Erinnerung an frühere Misserfolge. Die Person erinnert sich selektiv an die Serie vergangener Misserfolgserfahrungen und reiht die aktuelle Interaktion in diese Serie ein. Die Folge ist, dass auch neutrale Reaktionen anderer oder eigentlich unbedeutende Aspekte der Interaktionen als Bestätigung, sozial inadäquat zu sein, interpretiert werden, und hierdurch die sozialphobischen Überzeugungen verstärkt werden.

2.2 Andere Theorien

2.2.1 Lernfaktoren und soziale Einflüsse

Traditionelle lerntheoretische Erklärungen Sozialer Angststörungen basieren vor allem auf zwei Konzepten: der klassischen Konditionierung und des sozialen Kompetenzdefizits.

Wie in Kapitel 1.5 dargestellt, berichten viele Betroffene, dass ihre Ängste nach „sozial traumatisierenden" Erlebnissen (z. B. gehänselt werden) entstanden sind. Die Entwicklung sozialer Angststörungen könnte demnach durch die Bildung klassisch konditionierter Stimulus-Response-Assoziationen erklärt werden (Rapee & Spence, 2004). Nach der Zwei-Faktoren-Theorie wird die Aufrechterhaltung der Angst durch die negative Verstärkung des Vermeidungsverhaltens und der damit verbundenen Verhinderung der Löschung begründet.

Konditionierung durch soziale Traumata

Diese lerntheoretische Sichtweise wurde erweitert um das Konzept einer spezifischen „preparedness", einer evolutionär begründeten, biologisch verankerten Bereitschaft, Angst vor aggressiven, kritischen oder ablehnenden Gesichtern zu entwickeln (Öhmann, Dimberg & Öst, 1985). Der evolutionäre Selektionsvorteil einer solchen Bereitschaft zu sozialer Angst könnte darin bestehen, sich auch als unterlegenes Gruppenmitglied besser wechselnden Dominanzhierarchien anpassen zu können. Eine solche Disposition zu sozialen Angstreaktionen wäre unter den Lebensbedingungen der gegenwärtigen menschlichen Gesellschaft jedoch nicht mehr sinnvoll.

Evolutionärer Vorteil durch soziale Angst?

Die Hypothese, dass soziale Ängste eine Folge von Defiziten in sozialen Kompetenzen darstellen, stellt eine Verbindung zur Theorie sozialen Lernens her. Danach wird sozial kompetentes Verhalten nicht nur aufgrund direkter Verstärkung durch die Reaktionen anderer gelernt, sondern auch durch Beobachtung von Verhaltensweisen, die zu verstärkenden Reaktion der sozialen Umgebung führen. Defizite in sozialen Kompetenzen können sich herausbilden, wenn selbstsichere Verhaltensweisen nicht ausreichend verstärkt werden, oder effektive Modelle fehlen. In vielen Studien wurde zwar beobachtet, dass Sozialphobiker ungünstige soziale Verhaltensweisen, d. h. eine Beeinträchtigung der sozialen Performanz (des beobachtbaren Verhaltens) zeigen. Jedoch werden diese ungünstigen sozialen Verhaltensweisen weniger als Hinweis auf Kompetenzdefizite, sondern vielmehr als Folge der Hemmung adäquaten Verhaltens durch die exzessive Angst gesehen.

Defizite in sozialen Kompetenzen selten

Auch die oben geschilderten negativen Auswirkungen des Sicherheitsverhaltens können zu einem ungünstigen sozialen Eindruck beitragen. Die hohe Selbstaufmerksamkeit könnte dazu führen, dass Betroffene soziale Hinweisreize schlechter wahrnehmen. Kompetenzdefizite spielen vermutlich eher eine Rolle bei Personen mit Vermeidend-Selbstunsicherer Persönlichkeitsstörung und bei Sozialen Angststörungen im Kindes- und Jugendalter (Thompson & Rapee, 2002).

2.2.2 Interpersonelle Faktoren

Interpersonelle Modelle Sozialer Angststörungen wurden aus unterschiedlichen theoretischen Perspektiven, der Lerntheorien, kognitiver Modelle und der Bindungstheorie formuliert. Zentrales Merkmal der Theorien ist das Konzept des sich selbst erhaltenden interpersonellen Zirkels (Alden & Taylor, 2004). Danach werden in aktuellen zwischenmenschlichen Beziehungen Erwartungen bezüglich der Reaktionen anderer Personen ausgelöst, die auf früheren Erfahrungen in zwischenmenschlichen Beziehungen beruhen. Dementsprechend werden im aktuellen Kontext solche Strategien eingesetzt, die bereits früher zur Bewältigung solcher Erfahrungen erlernt wurden. Diese Verhaltensweisen lösen jedoch bei den Interaktionspartnern Reaktionen aus, die wiederum die Grundannahmen, Erwartungen und Überzeugungen bestätigen.

Interpersoneller Zirkel von Erwartung, selbstprotektivem Verhalten und negativen Reaktionen anderer

Ausgangspunkt für solche negativen interpersonellen Zirkel können z. B. Defizite in der Erfüllung sozialer Rollen oder ungünstige frühe Erfahrungen in den Beziehungen zu nahestehenden Personen sein. In der Regel werden auch in späteren Beziehungen selbstprotektive Strategien eingesetzt, die mit ungünstigen Kognitionen, Angst und Vermeidung einhergehen. Kommt es aufgrund dessen zu wiederholten negativen zwischenmenschlichen Erfahrungen, verstärkt sich die Erwartung von Versagen. Eine niedrige Selbstwirksamkeit, hohe Selbstaufmerksamkeit und Überempfindlichkeit gegenüber Kritik sind die Folge. Die ungünstigen selbstprotektiven Strategien, insbesondere aber mangelndes prosoziales Verhalten (z. B. nonverbale Zuwendung und Interesse, reziproke Selbstöffnung), tragen zur Verfestigung negativer interpersoneller Verhaltensmuster bei (Alden & Taylor, 2004).

Aus *kognitiver* Sicht wird dieses ungünstige interpersonelle Verhaltensmuster durch negative soziale Schemata sowie durch die selektive Aufmerksamkeit für und Fehlinterpretation von bedrohungsrelevanten sozialen Hinweisreizen gesteuert. Nach der Theorie von Baldwin und Main (2001) werden mit der Verarbeitung von Erfahrungen über Beziehungen auch Informationen über das Selbst gespeichert. Bei sozialphobischen Personen werden also nicht nur Erwartungen über die negative Bewertung durch andere, sondern auch ein negatives Selbstbild aktiviert.

Eine Reihe von zumeist retrospektiven Studien belegen zum einen, dass Personen mit Sozialen Angststörungen häufig ungünstige Erfahrungen in ihrer Kindheit und Jugend gemacht haben (siehe Kapitel 1.5, vierter Abschnitt). Darüber hinaus konnten einige der Faktoren, die zur Entwicklung von negativen interpersonellen Zirkeln beitragen, empirisch bestätigt werden (Alden & Taylor, 2004). Bislang konnte jedoch noch nicht ausreichend geklärt werden, ob die gefundenen Zusammenhänge spezifisch sind für Soziale Angststörungen und ob man ihnen eine kausale Rolle in der Entwicklung der Störung zuweisen kann.

2.2.3 Neurobiologische Theorien

Aufgrund der Beobachtung, dass bestimmte pharmakologische Substanzen wie z. B. Serotonin-Wiederaufnahme-Hemmer soziale Ängste beeinflussen können (vgl. Kapitel 5.3), sehen einige biologisch-psychiatrische Theorien eine mögliche Ursache von Sozialen Angststörungen in Abnormalitäten der Neurotransmitter-Systemen im Gehirn. Tierexperimentelle Studien und Untersuchungen mit sozialphobischen Patienten erbrachten jedoch nur inkonsistente Ergebnisse bezüglich möglicher Dysfunktionen im serotonergen, noradrenergen oder dopaminergen Neurotransmitter-System (Übersicht siehe Hermann, 2002).

Ein weiterer neurobiologischer Erklärungsansatz bezieht sich auf die funktionellen neuronalen Grundlagen von Furcht und Angst. Danach wird den neuronalen Schaltkreisen, insbesondere der Amygdala und dem Hippocampus, die für die Wahrnehmung und Verarbeitung von Gefahrenreizen verantwortlich sind, eine besondere Rolle in der Entstehung Sozialer Angststörungen gegeben. In jüngster Zeit sind einige Studien mit bildgebenden Verfahren publiziert worden, die für eine Hypersensibilität der Amygdala sprechen. So zeigten Personen mit Sozialen Angststörungen bei öffentlichem Reden eine im Vergleich zu Kontrollpersonen deutlich erhöhte Aktivierung der Amygdala und verringerte Aktivität corticaler Hirnareale (Tillfors et al., 2001). Diese Überaktivität geht bei erfolgreicher Behandlung der Sozialen Angststörung mit kognitiv-behavioraler Therapie oder Serotonin-Wiederaufnahme-Hemmern wieder zurück (Furmark et al., 2002). Darüber hinaus zeigten Personen mit Sozialen Angststörungen auch eine verstärkte Aktivierung der Amygdala bei der Präsentation von Bildern mit ärgerlichem Gesichtsausdruck (Stein et al., 2002) und bei der Konditionierung von Bildern mit neutralem Gesichtsausdruck mit aversiven Reizen (Schneider et al., 1999). Aus tierexperimentellen Studien weiß man, dass die Verarbeitung von Gefahrenreizen und Auslösung von Furchtreaktionen über einen „Kurzschluss"-Regelkreislauf in sehr kurzer Zeit und ohne Beteiligung bewusster Bewertungen erfolgen kann, während die bewusste, elaborierte Verarbeitung über den Kortex langsamer verläuft. Darüber hinaus zeigte sich in

Überaktivität der Amygdala

einer experimentellen Studie zur Erkennung von emotionalem Gesichtsausdruck, dass die Insula, die eine wichtige Rolle bei der Wahrnehmung und Bewertung des körperlichen Aktivierungszustandes spielt, bei Sozialen Angststörungen überaktiviert ist (Straube et al., 2004).

Vor dem Hintergrund der Ergebnisse aus Untersuchungen zu kognitiven Aspekten von Furcht und Angst erscheinen Aufmerksamkeitsprozesse für die therapeutische Beeinflussung von Furchtreaktionen von großer Bedeutung. Eine besondere Rolle könnte hierbei der Präfrontal-Kortex spielen, der in enger Verbindung zur Amygdala steht und dessen Funktion möglicherweise in einer Kontrolle von Angstreaktionen liegt (Davidson, 2002). In der genannten Therapiestudie zeigten sozialphobische Patienten, die mit kognitiv-behavioraler Therapie erfolgreich behandelt worden sind, eine signifikante Verringerung der präfrontalen Hirnaktivität. Die Patienten mit erfolgreicher pharmakologischer Behandlung zeigten diesen Effekt nicht. Dies könnte darauf hinweisen, dass psychologische Therapieansätze über andere neurobiologische Mechanismen, die Verbindungen zwischen Präfrontalkortex und Amygdala umfassen, wirksam werden, und möglicherweise deshalb auch langfristig effektiver sind als pharmakologische Behandlungsansätze.

Präfrontalkortex vermittelt Therapieeffekte

3 Diagnostik und Indikation

3.1 Exploration und Eingangsdiagnostik

Soziale Angststörungen sind sehr heterogene Störungen, die sich auf höchst unterschiedliche, im Umgang mit anderen vermeintlich peinliche Verhaltensweisen oder Körpersymptome beziehen können. Diese Heterogenität, wie auch die Überlagerung mit komorbiden Störungen, macht es für den Kliniker schwierig, Soziale Angststörungen zu erkennen und von subklinischen sozialen Ängsten abzugrenzen. Zudem neigen auch viele Patienten dazu, dem Therapeuten ihre sozialphobischen Probleme aus Scham zu verschweigen.

Gezielte Exploration von Kognitionen notwendig

Neben der Abklärung der diagnostischen Kriterien (vgl. Kapitel 1.2; ggf. auch mit Hilfe eines strukturierten diagnostischen Interviews) ist daher für die Diagnosestellung eine gezielte Exploration der angstauslösenden Situationen und der Inhalte der Befürchtungen notwendig. Hierbei sollten als zentrale Elemente der sozialphobischen Befürchtungen herausgearbeitet werden,

1. welches inakzeptable Verhalten oder Körpersymptom befürchtet wird,
2. auf welche Weise andere Personen das Verhalten oder Körpersymptom wahrnehmen und negativ bewerten.

Die Abgrenzung Sozialer Angststörungen von *subklinischen Ängsten* basiert auf dem klinischen Urteil, ob bedeutsame emotionale Belastungen und Beeinträchtigungen in sozialen Beziehungen oder im beruflichen Lebensalltag verursacht werden. Deshalb sollte in der Exploration auch auf die Folgeprobleme durchgängiger Vermeidung eingegangen werden: im privaten Bereich z. B. Kontaktarmut, Einsamkeit, Partnerlosigkeit, im Beruf, z. B. Abbruch von Ausbildungen, unterqualifizierte Tätigkeiten, Arbeitslosigkeit u. Ä. Als gute Ergänzung und Hilfe bei der Exploration von Sozialen Angststörungen haben sich Fragebögen zur Selbstbeurteilung der Symptome bewährt. Die in Kapitel 1.8 dargestellten Instrumente sind aufgrund der spezifischen Bezugnahme auf Soziale Angststörungen und der Akzeptanz bei den Patienten zu empfehlen. Sie bieten die Möglichkeit, klinisch relevante Soziale Angststörungen auf der Grundlage von empirisch ermittelten Cutoff-Werten zu erkennen und haben sich darüber hinaus als sensitiv für Behandlungseffekte erwiesen. Dies erleichtert auch die Abgrenzung von subklinischen Ängsten. Im Idealfall erhält der Patient die Fragebögen nach der ersten probatorischen Sitzung und schickt diese entweder vorab an den Therapeuten oder bringt sie zur darauffolgenden Sitzung mit. Der Therapeut sollte sich vor Beginn der Behandlung ausreichend Zeit für die Fragebögen nehmen, um gezielte Fragen im diagnostischen Interview stellen zu können. Dies führt zu einer Zeitersparnis und dazu, dass der Patient nicht durch zusätzliche Fragen belastet wird (vgl. auch die Karte „Leitfaden zur Exploration“ am Ende des Buches).

Beeinträchtigungen in sozialen Beziehungen oder Beruf

Ein weiteres Hilfsmittel zur Informationsgewinnung stellt die direkte Exploration von Kognitionen während oder im Anschluss an diagnostische Rollenspiele dar. In der Regel lassen sich zusätzlich auch auffällige Verhaltensaspekte beobachten, die auf eine hemmende Wirkung von Angst, Kompetenzdefizite oder auch Sicherheitsverhalten hinweisen können. Als Rollenspiele eignen sich unter anderem die Simulation einer Unterhaltung, einer öffentlichen Rede oder einer Handlung (Essen, Trinken etc.), die von anderen beobachtet wird.

Soziale Ängste und Vermeidung, die durch andere psychische oder körperliche Störungen bedingt sind, sind nicht immer leicht von einer primären komorbiden Sozialen Angststörung abzugrenzen. Beispiele sind soziale Ängste bei Schizophrenien, Aufmerksamkeitsdefizit-Hyperaktivitätsstörungen, Alkoholismus, Essstörungen sowie bei körperlichen Krankheiten wie Morbus Parkinson, essenziellem Tremor, Torticollis spasmodicus, oder bei Entstellungen aufgrund von Krankheiten oder Verletzungen. Prinzipiell sollte eine Diagnose der Sozialen Angststörung nicht gegeben werden, wenn die sozialen Ängste aufgrund solcher Probleme erklärt werden können. Allerdings können sie ein klinisch relevantes Ausmaß erreichen, sodass eine spezifische Behandlung der sozialen Ängste neben der Behandlung der primären Störung indiziert ist.

3.2 Indikation und differenzielle Indikation

Die meisten Patienten mit einer Sozialen Angststörung suchen keine Behandlung auf, da sie ihre Probleme auf eine persönliche Charakterschwäche oder einen Persönlichkeitszug zurückführen und nicht glauben, dass es sich um eine therapierbare Störung handelt. Die Motivation zum Aufsuchen einer Behandlung entwickelt sich oftmals erst, wenn gravierende soziale oder berufliche Folgeprobleme bzw. sekundäre Störungen, insbesondere Depression oder Suchtprobleme, auftreten. Auslöser sind häufig Veränderungen in den persönlichen Lebensumständen mit neuen Anforderungen an das Verhaltensrepertoire (Umzug, neue Arbeitsstelle, Beförderung bzw. Aufgabenerweiterung). Seltener bezieht sich die Behandlungsmotivation unmittelbar auf die sozialen Ängste (z. B. Vorträge oder Referate halten zu müssen und deshalb nachts nicht schlafen zu können).

Beeinträchtigungen in sozialen Beziehungen oder im Beruf

Wird die Diagnose Soziale Angststörung festgestellt, sind grundlegende Informationen zu möglichen Ursachen und Behandlungsmöglichkeiten zu vermitteln. Häufig ist es notwendig darauf hinzuweisen, dass es sich bei den geschilderten Symptomen nicht um eine Charaktereigenschaft, sondern um eine psychische Störung handelt, die relativ verbreitet, ernst zu nehmen und vor allem behandelbar ist.

Frühere Metaanalysen wiesen darauf hin, dass sowohl für verhaltenstherapeutische Methoden als auch für eine Reihe von psychopharmakologischen Wirkstoffen Effektivitätsnachweise vorliegen. Sie wiesen kurzfristig auf einen vergleichbaren Grad an Wirksamkeit, langfristig jedoch auf eine Überlegenheit der verhaltenstherapeutischen Methoden hin. Der in diesem Buch vorgestellte Behandlungsansatz erwies sich in zwei neueren Studien sowohl kurz- als auch langfristig der Behandlung mit Serotonin-Wiederaufnahme-Hemmern überlegen. Auch im Vergleich zu interpersoneller Therapie, zur Gruppentherapie und zu Kurzzeit-Psychodynamischer Psychotherapie zeigte sich die kognitive Therapie als überlegen. Daher erscheint es gerechtfertigt, die im folgenden Kapitel dargestellte kognitive Therapie bei Personen mit Sozialen Phobien grundsätzlich als Behandlung erster Wahl zu empfehlen.

3.3 Berücksichtigung von Komorbidität in der Therapieplanung

Da in der psychotherapeutischen Versorgung fast jeder Patient mit Sozialer Angststörung zusätzlich unter einer anderen psychischen Störung leidet (vgl. Kapitel 1.6), ist eine Anpassung der Therapieplanung an die jeweiligen Problemkonstellationen des individuellen Falls unumgänglich. Zunächst gilt es zu entscheiden, ob die andere Störung auch behandlungsbedürftig wäre, wenn die Soziale Angststörung nicht vorliegen würde. Man kann den Patienten z. B. fragen: „Wenn ich Ihre Sorgen und Ängste im Umgang mit anderen Menschen mit einem Zauberstab wegzaubern könnte, meinen Sie, dass Sie dann noch Hilfe durch Fachleute für … (andere Störung, anderes Problem) benötigen würden?"

Liegen mehrere behandlungsbedürftige Probleme vor, so ist zu entscheiden, in welcher Reihenfolge/Kombination die Störungen behandelt werden sollen. Hier ist relevant, ob die komorbiden Störungen als primär oder sekundär zu gewichten sind. Eine solche Einschätzung basiert vor allem auf der Beurteilung der funktionalen Zusammenhänge: Welche Störung trat zuerst, welche als Folge auf? Lassen sich Auswirkungen der erstmanifestierenden auf die Entstehung der folgenden Störung explorieren?

Ist die komorbide Störung primär oder sekundär?

Zusätzlich zur funktionalen Beziehung sollte der Therapeut auch die Schweregrade der beiden Störungen berücksichtigen.

- Leichtere und moderate Ausprägungen von Depressionen (einschließlich Dysthymer Störungen) sind häufig als funktionale Folge der Beeinträchtigungen durch die Soziale Angststörung zu verstehen. Zu bedenken ist, dass bei depressiven Störungen die Motivation, sich mit angstauslösenden Situationen zu konfrontieren und aktiv neue Bewältigungsfertigkeiten einzuüben, aufgrund der generellen Antriebsminderung und des Pessimismus verringert ist. Nicht selten gehen jedoch die depressiven Verstimmungen zurück, wenn die negativen und demotivierenden Auswirkungen der Sozialen Angststörung auf soziale Beziehungen und Beruf überwunden werden können.

Schwere Depression hat Priorität

- Sehr schwere Major Depressive Episoden (z. B. aktuelle Suizidgefahr) machen zunächst eine andere Schwerpunktsetzung notwendig; das hier vorgestellte Behandlungskonzept ist erst nach dem Abklingen der depressiven Episode sinnvoll. Andererseits sollte die erfolgreiche Behandlung einer zunächst im Vordergrund stehenden affektiven (und auch substanzbezogenen) Störung nicht dazu verleiten, die Behandlung der Sozialen Angststörung zu vernachlässigen, da diese einen wesentlichen Faktor zur Entstehung von Rückfällen darstellt.

Suchtbehandlung hat Priorität

- Substanzmissbrauch und -abhängigkeit sind aufgrund der möglichen körperlichen Entzugssymptome und Folgeprobleme, der psychischen Veränderungen (Kontrollverlust), sowie der Bedrohung der sozialen Anpassungsfähigkeit eine höchst ungünstige Ausgangsbedingung für die Behandlung der Sozialen Angststörung. Deshalb sollte zunächst eine Suchtbehandlung im Vordergrund stehen. Der gelegentliche und gezielte Einsatz von Alkohol als Sicherheitsverhalten, um „peinlichen" Angstsymptomen entgegenzuwirken, sollte jedoch vom schweren Substanzmissbrauch abgegrenzt werden. In der Regel können Patienten mit Sozialen Angststörungen diese Bewältigungsstrategie rasch abbauen, sobald sie in Verhaltensexperimenten deren ungünstige Auswirkungen erkannt haben.

- Panikattacken und andere Angststörungen können zur Verstärkung der sozialphobischen Symptome beitragen oder, wie z. B. bei Agoraphobien, durch die Mechanismen der Vermeidung an der Aufrechterhaltung der Sozialen Angststörungen beteiligt sein. Komorbide Angststörungen machen gezielte störungsbezogene Interventionen im weiteren Verlauf der Therapie notwendig. So sind Verhaltensexperimente zur Überprüfung von Paniksymptomen (z. B. Hyperventilationstest) ebenso in die Behandlung einzubeziehen wie der Abbau von Vermeidungsstrategien (z. B. durch Aufsuchen öffentlicher Verkehrsmittel).

Spezifische Interventionen gegen Panikattacken

- Inwieweit man bei gleichzeitigem Vorliegen einer Vermeidend-Selbstunsicheren Persönlichkeitsstörung von einer Komorbidität sprechen kann, ist umstritten. Nach unseren Erfahrungen sind die in diesem Buch dargestellten Behandlungsprinzipien auch bei Patienten wirksam, die die Kriterien einer solchen Persönlichkeitsstörung erfüllen. In einer Studie (Clark et al., 2006) erfüllten 78 % der Patienten, bei denen vor der Behandlung eine Vermeidend-Selbstunsichere Persönlichkeitsstörung neben einer generalisierten Sozialen Angststörung diagnostiziert worden ist, ein Jahr nach der Behandlung nicht mehr die Kriterien für eine Vermeidend-Selbstunsichere Persönlichkeitsstörung.

Vermeidend-Selbstunsichere Persönlichkeitsstörung wie SA behandeln

- Bei Patienten mit ausgeprägten sozialen Verhaltensdefiziten bietet es sich an, gezielte Übungen zur Verbesserung der sozialen Kompetenzen in die Verhaltensexperimente und Vorbereitungen von Expositionen einzubauen. Grundsätzlich stellt das jedoch die Ausnahme dar. Bei dieser Patientengruppe muss mit einer Verlängerung der Therapiedauer und ggf. einem weniger günstigen Therapieabschluss gerechnet werden.

Bei Verhaltensdefiziten zusätzlich soziale Kompetenzen verbessern

In der Regel werden komorbide Störungen in der Therapieplanung berücksichtigt, indem man eine bestimmte Abfolge von Schwerpunkten bildet. Zum Beispiel wird man bei depressiver Grundstimmung, Rückzug und Passivität zunächst einen Aktivitätsaufbau in Betracht ziehen, bevor man sozialphobische Überzeugungen bearbeitet. Vielfach zielen Interventionen gleichzeitig auf Probleme aus mehreren Störungsmustern ab. So können depressive und sozialphobische Kognitionen durch Sokratischen Dialog, Tagebücher und Verhaltensexperimente gleichermaßen sinnvoll bearbeitet werden. Analoges gilt für ein negatives Selbstbild, das sowohl bei depressiven Störungen als auch bei Sozialer Angststörung eine wichtige Rolle spielt. Es empfiehlt sich daher, die Schwerpunkte stärker nach thematischen (kognitiven) Schwerpunkten, als nach Störungsbereichen zu differenzieren.

Sinnvolle Abfolge von Schwerpunkten

Zusammengefasst führen komorbide Störungen zu komplexeren und länger dauernden Therapien, in denen auch den spezifischen Auswirkungen und Beeinträchtigungen der komorbiden Störungen Rechnung getragen werden muss. Jedoch hat sich nach unseren Erfahrungen der in diesem Buch vorgestellte Behandlungsansatz, entsprechend modifiziert und flexibel eingesetzt, auch außerhalb eines streng kontrollierten Forschungssettings, in psychotherapeutischen Ambulanzen und Praxen gut bewährt.

Flexible Umsetzung von Interventionen

4 Behandlung

4.1 Grundsätze und Rahmenbedingungen der Behandlung

Die folgenden Kapitel erläutern die Grundsätze und Rahmenbedingungen der Behandlung und geben einen Überblick über den Behandlungsablauf.

4.1.1 Umfang und Setting der Behandlung

12 bis 20 Sitzungen plus Booster-Sitzungen

Die im Folgenden beschriebene Behandlung ist als Einzeltherapie angelegt und umfasst, nach einer Phase der Eingangsdiagnostik, in der Regel 12 bis 20 wöchentliche Therapiekontakte sowie „Booster"-Sitzungen, z. B. drei monatliche Sitzungen oder Sitzungen nach drei, sechs und 12 Monaten. Um optimale Therapieergebnisse zu erzielen, sollten die wöchentlichen Sitzungen in einem Zeitraum von ungefähr drei Monaten stattfinden. Auch die Dauer der Sitzungen spielt bei der Behandlung sozialphobischer Patienten eine entscheidende Rolle. Sowohl in der Anfangsphase als auch im Verlauf der Behandlungen ist es erforderlich, dass Patienten sich mit ihren sozialen Ängsten erlebnisorientiert auseinandersetzen können. Die Planung, Durchführung und Nachbereitung von Verhaltensexperimenten und Umfragen sowie die explizite Verknüpfung des individuellen Erklärungsmodells und dessen praktischen Überprüfung ist zeitaufwendig und innerhalb einer 50-minütigen Therapiesitzung nicht zu bewerkstelligen. Aus diesem Grund wird empfohlen, für die Behandlung Doppelsitzungen zu planen. So bleibt genügend Zeit, um die Hausaufgaben zu besprechen und neue Verhaltensexperimente in der aktuellen Sitzung abzuleiten und durchzuführen. Zum Beginn der Therapie übernimmt der Therapeut die Strukturierung der Sitzung. Gegen Therapieende sollte der Therapeut dem Patienten mehr Spielraum überlassen, um die Tagesordnung aufzustellen und Verhaltensexperimente zu planen und zu besprechen.

Sitzungsdauer: 100 Minuten

Die Verteilung der Sitzungen (Doppelstunden und 50-minütige Sitzungen) kann im Rahmen einer Kurzzeittherapie erfolgen. Tabelle 2 gibt eine beispielhafte Übersicht wider. Hierbei sollte die Entwicklung des individuellen Erklärungsmodells bereits während der probatorischen Sitzungen stattfinden.

Die Behandlung kann zwar auch in Form einer Gruppentherapie erfolgen; in diesem Fall empfiehlt es sich jedoch, die Sitzungen in der ersten Behandlungsphase, in der auf individuelle Kognitionen, Aufmerksamkeitsprozesse und Sicherheitsverhalten eingegangen wird, zunächst im Einzelsetting durchzuführen (vgl. Kapitel 5.1).

Tabelle 2: Beispielhafte Verteilung des Therapiekontingentes in den einzelnen Behandlungsabschnitten bei einer Kurzzeittherapie

Probatorik	Therapiephase	Boosterphase
Bis zu 5 Sitzungen à 50 Minuten	12 Sitzungen à 100 Minuten	3 Sitzungen à 50 bis 100 Minuten
Probatorik und Entwicklung des individuellen Störungsmodells (genehmigungsfreie Leistungen)	Kurzzeittherapie (Kontingent = 25 Sitzungen)	Restkontingent KZT + Psychotherapeutische Gespräche

4.1.2 Behandlungskonzept und Überblick über den Behandlungsablauf

Ausgehend von Clark und Wells' kognitivem Modell der Sozialen Phobie (vgl. Kapitel 2.1.2) verfolgt die Behandlung das Ziel, zentrale sozialphobische Überzeugungen des Patienten zu verändern:

- Überzeugungen darüber, wie das eigene Verhalten und die körperlichen Reaktionen von anderen in sozialen Situationen wahrgenommen und beurteilt werden (z. B. „Andere sehen, dass ich schwitze, und denken, ich bin unfähig").
- Überzeugungen über soziale Situationen und deren Konsequenzen (z. B. „Wenn ich zu der Feier gehe, wird niemand mit mir sprechen wollen", „Wenn ich in der Sitzung etwas sage, merken die anderen, dass ich dumm bin").

Ein wichtiges Ziel der Behandlung ist die Veränderung der kognitiven Prozesse, die bisher verhindert haben, dass der Patient herausfindet, dass seine negativen Überzeugungen nicht realistisch widerspiegeln, wie er von anderen in sozialen Situationen wahrgenommen und beurteilt wird. Im Einzelnen geht es um die folgenden Prozesse (siehe auch Kapitel 2.1.2):

Modifikation von Selbstaufmerksamkeit

- *Selbstaufmerksamkeit.* Da Patienten mit einer Sozialen Angststörung in sozialen Situationen eine hohe Selbstaufmerksamkeit haben, konnten sie bislang ihre tatsächliche Wirkung auf andere nicht überprüfen. Wie andere auf befürchtete Verhaltensweisen oder Körpersymptome (z. B. Zittern, Erröten oder Gesprächspausen) wirklich reagieren, haben sie bisher nicht herausgefunden. Daher ist es wichtig, dass Patienten lernen, ihre Aufmerksamkeit weg von eigenen Gefühlen, Gedanken und Vorstellungsbildern nach außen zu richten, d. h. auf den Inhalt der sozialen Interaktion.
- *Sicherheitsverhalten.* Patienten haben bisher in sozialen Situationen komplexes Sicherheitsverhalten durchgeführt, das die Wahrscheinlichkeit erwarteter sozialer Katastrophen verhindern sollte (z. B. den Kopf senken, damit andere nicht sehen können, dass man errötet; im Kopf genau ver-

gleichen, was man sagen will und was man schon gesagt hat, damit man nicht langweilig/dumm wirkt). In der Therapie wird erarbeitet, dass das Sicherheitsverhalten unerwünschte negative Effekte auf die Angst und eine negative Wirkung auf andere haben kann. Patienten werden anschließend angeleitet, das Sicherheitsverhalten (inklusive der ständigen Überwachung ihres eigenen Verhaltens) aufzugeben und sich stattdessen voll auf die soziale Interaktion zu konzentrieren.

Abbau von Sicherheitsverhalten

- *Verzerrte Vorstellungsbilder.* Die Überzeugung, peinlich zu wirken, wird durch verzerrte Vorstellungsbilder von dem eigenen Aussehen und Verhalten aufrechterhalten. Durch Videofeedback wird die Diskrepanz zwischen dem vorgestellten negativen Eindruck und der tatsächlichen Wirkung auf andere Personen verdeutlicht.

Videofeedback

- *Vermeidung.* Patienten haben bisher soziale Situationen vermieden oder blieben in sozialen Situationen im Hintergrund, weil sie negative Reaktionen und Bewertungen durch andere erwarteten. Sie werden ermutigt, zu überprüfen, wie andere tatsächlich reagieren, wenn sie sich an den vermiedenen sozialen Situationen beteiligen.

Abbau von Vermeidung

- *Grübeln.* Patienten haben bisher im Anschluss an soziale Situationen selektiv über Aspekte nachgegrübelt, die nicht zufriedenstellend gelaufen sind. Sie werden angeleitet, stattdessen eine realistische Einschätzung vorzunehmen und unproduktives Grübeln aufzugeben. Ebenso werden sie angeregt, antizipatorisches Grübeln über erwartete Katastrophen in zukünftigen sozialen Situationen aufzugeben.

Veränderung nachträglicher und antizipatorischer Verarbeitung

Da die Soziale Angststörung in der Regel bereits seit der Kindheit oder frühen Jugend besteht, interpretieren Patienten verständlicherweise ihre sozialen Ängste als Teil ihrer Persönlichkeit oder mangelnden Kompetenz und sind davon überzeugt, sie wüssten, wie sie auf andere in sozialen Situationen wirken. In der Therapie geht es daher zunächst darum, bei Patienten erste Zweifel an ihren sozialphobischen Überzeugungen zu wecken (z. B. „Wenn ich meine Sätze nicht im Kopf zurechtlege, dann werde ich ganz sicher dumm wirken“) und damit die Bereitschaft zu erhöhen, diese zu überprüfen (z. B. das sagen, was einem durch den Kopf geht, ohne sich vorher Sätze zurechtzulegen), und neu zu lernen, wie andere Menschen auf sie in sozialen Situationen reagieren.

Ableitung eines angemessenen Erklärungsmodells

Die ersten drei bis vier Sitzungen helfen Patienten zu entdecken, dass sie bisher irreführende Informationen verwendet haben, um ihre Wirkung auf andere in sozialen Situationen zu beurteilen. Diese grundlegende „Botschaft“ der Therapie ist für viele völlig neu. Nach der Entwicklung eines individuellen Störungsmodells (vgl. Kapitel 4.2.2) erlebt der Patient in einem Experiment (vgl. Kapitel 4.3.1), dass sein Sicherheitsverhalten und sein nach innen gerichteter Aufmerksamkeitsfokus unerwünschte Konsequenzen auf seine Angst haben und auf andere negativ wirken. Dies ist eine wichtige neue Erfahrung, um erste Zweifel an der Richtigkeit der sozialphobischen Überzeugungen zu wecken, denn Patienten haben bisher das

Sicherheitsverhalten im guten Glauben eingesetzt, sie würden dadurch einen gerade noch einmal akzeptablen Eindruck machen und ihre Symptome im Griff behalten. Mit Hilfe von Videofeedback wird dann gezeigt, dass eine große Diskrepanz besteht zwischen dem Eindruck, den der Patient von seinem eigenen Verhalten/seiner Erscheinung hat, und dem, was andere wahrnehmen (vgl. Kapitel 4.3.2). Indem der Patient seine Aufmerksamkeit bisher nach innen gerichtet hat, konnte er bislang nicht die Erfahrung machen, wie andere wirklich auf ihn reagieren, sondern hat Schlussfolgerungen auf Basis seiner Gefühle gezogen (emotionales Schlussfolgern: z. B. „Weil ich ängstlich bin, muss ich auch ängstlich aussehen"). Es wird ein Konsens darüber erreicht, dass der Patient bisher irreführende Informationen benutzt hat, um seine Wirkung auf andere zu beurteilen.

Struktur der Behandlung

Sitzungsdauer während der Behandlung 90–100 Minuten

1. Entwicklung eines individuellen Störungsmodells
2. Demonstration aufrechterhaltender Mechanismen
   - Experiment zum Sicherheitsverhalten und Selbstaufmerksamkeit
   - Videofeedback: Verzerrte Vorstellungen bezüglich des „sichtbaren Selbst"
   - Training, die Aufmerksamkeit nach außen zu lenken
3. Veränderung individueller sozialphobischer Überzeugungen durch (parallel)

3.1 Verhaltensexperimente in relevanten Situationen (ohne Sicherheitsverhalten, Aufmerksamkeitsfokus nach außen, Videofeedback)
   - Interaktionen mit anderen Menschen im therapeutischen Setting
   - in vivo (therapeutenangeleitet)
   - Hausaufgabe (selbstangeleitet)

3.2 Weitere Methoden der kognitiven Umstrukturierung
   - Verbale Techniken (Sokratischer Dialog, Umfragen)
   - *Imagery Rescripting*
   - Reduktion der antizipatorischen und nachträglichen Verarbeitung

3.3 Weitere Methoden zur Veränderung dysfunktionaler Grundüberzeugungen
   - Profilanalysen
   - Kontinuum

4. Behandlungsabschluss und Rückfallprophylaxe
5. „Booster"-Sitzungen

Dies führt zu der Vereinbarung, neue Erfahrungen zu sammeln, um die Überzeugungen zu überprüfen. In den folgenden Sitzungen erhält der Patient Gelegenheit, durch Verhaltensexperimente (vgl. Kapitel 4.4.1) systematisch neue, realistischere Erfahrungen zu sammeln, wie er auf andere wirkt und was andere Leute über sein Verhalten/seine Erscheinung denken. Bei den Verhaltensexperimenten führt er kein Sicherheitsverhalten durch, richtet seine Aufmerksamkeit auf die Interaktionssituation und beobachtet gezielt die Reaktionen anderer auf das eigene Verhalten/die befürchteten Körpersymptome. So kann er seine Erwartungen überprüfen, und (unterstützt durch Videofeedback) ein weniger negatives und realistischeres Bild seines „sichtbaren Selbst" entwickeln. Damit Patienten optimal von den neuen Erfahrungen in den Verhaltensexperimenten profitieren können, wird parallel durch ein Aufmerksamkeitstraining (vgl. Kapitel 4.3.3) trainiert, die Aufmerksamkeit weg von eigenen Gefühlen und Vorstellungen hin zur Interaktionssituation zu lenken. Die Verhaltensexperimente werden individuell abgestimmt mit dem Ziel, die individuell verschiedenen zentralen sozialphobischen Überzeugungen zu überprüfen und der Realität anzupassen. Hierzu gehören im weiteren Verlauf der Therapie auch Situationen, die sie wegen ihrer Angst bisher vermieden haben und Situationen, in denen sie die befürchteten Symptome wie Zittern, Gesprächspausen oder Erröten absichtlich simulieren, um ihre Erwartung negativer Reaktionen anderer zu überprüfen. Weitere Methoden der kognitiven Umstrukturierung ergänzen die neuen Erfahrungen, die in den Verhaltensexperimenten gewonnen werden. Hierzu gehören Umfragen darüber, was andere über die befürchteten Reaktionen denken (z. B. Was denken Sie, wenn ein Gesprächspartner Schweißperlen auf der Stirn hat? Wie viel Aufmerksamkeit widmen Sie den Schweißperlen beim Gespräch? Denken Sie, Ihr Gesprächspartner ist ein Versager?) und *Imagery Rescripting* für wiederkehrende Vorstellungsbilder, die aus negativen früheren Erlebnissen stammen.

Überprüfung von Überzeugungen in Verhaltensexperimenten

4.1.3 Therapeut-Patient-Beziehung

Angst des Patienten vor Abwertung durch den Therapeuten. Das therapeutische Setting ist eine soziale Situation und kann daher bei Patienten Angst vor Abwertung durch den Therapeuten auslösen, die sich z. B. in mangelnder Konzentration, mangelnder Offenheit oder in längerem Schweigen auf Fragen hin äußern können. Zudem sprechen Patienten oftmals erstmalig über ihre Ängste, was schambesetzt und belastend ist. Befürchtungen, der Therapeut könne schlecht über den Patienten denken, kann zu Sicherheitsverhalten und Vermeidungsstrategien gegenüber dem Therapeuten führen, z. B. zur kontinuierlichen Überprüfung und Bewertung eigener Äußerungen. Manche Patienten mit Sozialen Angststörungen erscheinen in der Therapie zurückgezogen, desinteressiert, abwesend oder auch kritisch gegenüber dem Therapeuten. Es ist wichtig, dass Therapeuten solche Verhaltensweisen als Sicherheitsverhalten erkennen und ihr eigenes Verhalten dementsprechend anpassen.

Sicherheitsverhalten gegenüber Therapeut

Gerade besonders empathisches Beziehungsverhalten des Therapeuten, wie beispielsweise häufiger Blickkontakt und eine zugewandte Körperhaltung, explizite Wertschätzung kann bei Patienten mit Sozialen Angststörungen Angst auslösen. Eine intensive Aufmerksamkeitszuwendung in der Therapie kann die Befürchtung des Patienten verstärken, dass der Therapeut „etwas Peinliches" entdecken wird, was zu Angst in der Sitzung, erhöhter Selbstaufmerksamkeit und Rückzug führt. Daher ist in der Anfangsphase der Therapie ein eher „sachlicher" Interaktionsstil günstiger, der sich auf die Identifikation und Veränderung von Sicherheitsverhalten und negativen Kognitionen konzentriert. Ebenfalls hilfreich ist die Verwendung von Wandtafeln oder Flipcharts, da hierdurch eine intensive Aufmerksamkeitszuwendung aufgelockert wird und der Patient sich durch das Ab- und Zuwenden des Therapeuten weniger beobachtet fühlt. Der Patient kann seine Kognitionen und sein Verhalten besser aufnehmen und verstehen. Zudem stellen die Aufzeichnungen eine gute Erinnerungsstütze für die Arbeit in den nachfolgenden Sitzungen dar.

„Sachlicher" Interaktionsstil

Auch in den folgenden Sitzungen bleibt zu beachten, dass gerade bei problematischen Phasen, wie beispielsweise bei unerledigten Hausaufgaben oder Verständnisschwierigkeiten, Bewertungsdruck beim Patienten auslösen können, der sich in Sicherheitsverhalten und Rückzug zeigen kann. Therapeuten sollten daher auf solche Anzeichen achten und ihr Verhalten dementsprechend anpassen.

„Innere Logik des Denkens erkennen und geleitetes Entdecken". Das Verhalten und die Symptome des Patienten haben eine innere Logik, da sie sich direkt aus seinen (allerdings fehlerhaften) Überzeugungen ableiten. In der Therapie ist es daher wichtig, dass sich der Therapeut so in das Denken des Patienten hineinversetzt, dass er diese innere Logik und die intensiven Ängste und Schamgefühle des Patienten verstehen kann. Er sollte gegenüber dem Patienten sein Verständnis ausdrücken („Sie haben das Gefühl, so merkwürdig zu wirken, dass Sie am liebsten aus der Situation flüchten möchten"), ohne dadurch den Patienten in seinen Interpretationen zu bestätigen (also nicht: „... Sie wirken so merkwürdig, dass ..."). Außerdem sollten Therapeuten darauf achten, die Therapie völlig an den verzerrten Überzeugungen des Patienten und deren Überprüfung zu orientieren und sich nicht von eigenen Erfahrungen und Überzeugungen beeinflussen zu lassen.

Geleitetes Entdecken und Überprüfen der Überzeugungen

In der Therapie geht es darum, die Überzeugungen des Patienten, die die soziale Angst aufrechterhalten, an der Realität zu überprüfen. Dies geschieht durch „geleitetes Entdecken". Der Patient lernt durch die Operationalisierung und Überprüfung seiner Befürchtungen in Verhaltensexperimenten, eine „empirische" Haltung gegenüber seinen Gedanken und Überzeugungen zu entwickeln und diese wie wissenschaftliche Hypothesen an der Realität zu überprüfen. Die Zusammenarbeit von Therapeut und Patient gleicht der eines Detektivteams, das versucht, Hypothesen zu entwickeln und herauszufinden, ob diese zutreffen. Der Patient spielt dabei eine sehr aktive

Rolle und wird ermutigt, selbst zu überlegen, wie er seine Überzeugungen und Erwartungen überprüfen kann.

Der Therapeut strukturiert diesen Prozess durch gezielte Fragen, Anregungen und Rückmeldungen. Er wirkt dabei als Modell für eine empirische Grundhaltung gegenüber den Überzeugungen. Er erleichtert neue Erfahrungen durch Unterstützung und aktive Hilfe bei der Planung der Überprüfung der Überzeugungen und leitet den Patienten zur Reflektion über die neuen Erfahrungen an. Er bleibt jedoch gegenüber den Inhalten der Überzeugungen und Schlussfolgerungen möglichst neutral und lenkt die Diskussion immer wieder auf die Überprüfung der Überzeugungen und die Evidenzen, die für oder gegen bestimmte Schlussfolgerungen sprechen (siehe auch Kapitel 4.4.1).

Neutralität des Therapeuten

Auswirkungen von negativem Selbstwertgefühl auf die therapeutische Beziehung. Patienten mit Sozialer Angststörung neigen besonders leicht dazu, sich unterlegen und unzulänglich zu fühlen. Auch wenn der Therapeut eine Expertenrolle und Modellfunktion übernehmen sollte, so entsteht durch die unterschiedliche Rollenverteilung auch die Gefahr, dass Patienten mit Sozialer Angststörung eigene Fähigkeiten abwerten. Daher ist es für den Therapeuten wichtig, ein Gleichgewicht in der Beziehung zu finden, in der der Patient nicht durch einen „allwissenden" und „perfekten" Therapeuten in seiner Unzulänglichkeit bestätigt wird. Im therapeutischen Vorgehen ist daher das Prinzip des „geleiteten Entdeckens" besonders zu beachten. Indem die Vorbereitung und Strukturierung von Interventionen zwar vom Therapeuten ausgeht, der Patient jedoch die Ergebnisse selbst analysieren und Schlussfolgerungen ziehen kann, wird ein kooperativer Arbeitsstil hergestellt, in dem der Patient das Gefühl von Kompetenz für die Lösung der eigenen Probleme entwickeln kann.

Aktiver Beitrag des Patienten

Perfektionismus und überhöhte Standards. Perfektionistische Grundeinstellungen zeigen sich nicht nur in überzogenen Einstellungen bezüglich des eigenen Verhaltens, sondern auch in unrealistischen Erwartungen an die Therapie. Viele Patienten, insbesondere mit geringeren Beeinträchtigungen aufgrund einer nicht generalisierten Sozialen Angststörung, streben danach, die Ängste möglichst schnell und ohne emotionalen Aufwand zu „beseitigen". Hier kann sich Unzufriedenheit einstellen, wenn die Verbesserung nicht so schnell wie erwartet eintritt. Daher ist es zu Beginn der Therapie besonders wichtig, die Behandlungserwartungen des Patienten zu explorieren und ihm das Vorgehen und den zeitlichen Rahmen ausführlich zu erklären. Bei Patienten mit perfektionistischen Grundeinstellungen ist es wichtig, möglichst frühzeitig das Bedürfnis nach Sicherheit anzusprechen. Andernfalls könnten die Patienten dazu neigen, nicht 100-prozentig eindeutige Ergebnisse aus Verhaltensexperimenten oder Umfragen abzulehnen.

4.1.4 Vorbereitung der Behandlungssitzungen

Die hier vorgestellte Therapie wird individuell auf die idiosynkratischen Kognitionen, Sicherheitsverhaltensweisen und Vorstellungen des Patienten zugeschnitten. Es ist wichtig, dass der Therapeut die Sitzungen *vorher* inhaltlich und technisch vorbereitet. Gerade zum Beginn der Therapie und wenn der Therapeut mit der Auswertung der Fragebögen noch nicht so vertraut ist, empfiehlt es sich, etwas mehr Zeit für die Vor- und Nachbereitung der Sitzung einzuplanen. In Vorbereitung auf die Entwicklung des idiosynkratischen Erklärungsmodells sollte der Therapeut anhand der Fragebögen überlegen, welche Befürchtungen, Symptome und Sicherheitsverhaltensweisen bei dem Patienten besonders prominent sind. Dies erleichtert ein gezieltes Nachfragen bei der gemeinsamen Modellableitung. In Vorbereitung der Sitzungen mit Verhaltensexperimenten sollte der Therapeut im Vorhinein überlegen,

- welche sozialphobischen Überzeugungen auf der Grundlage des bisher erarbeiteten individuellen Erklärungsmodells in der aktuellen Therapiephase überprüft werden sollten;
- wie ein Verhaltensexperiment unter den gegebenen praktischen Bedingungen gestaltet werden könnte (z. B. Aufsuchen eines Cafés oder Supermarktes);
- welche technischen Voraussetzungen (z. B. Video, Interaktionspartner) erfüllt werden müssen.

Rückmeldung durch neutrale Personen einbeziehen

Ein besonders wichtiger Bestandteil in der Planung von Verhaltensexperimenten ist die Einbeziehung objektiver Rückmeldung durch andere, neutrale Personen wie Mitarbeiter oder Kollegen. Dies erhöht vor allem im ambulanten Setting den Planungsaufwand, da die Personen vorinstruiert und zu einem festen Zeitpunkt in die Therapie eingeplant werden müssen. Nach unseren Erfahrungen sind Verhaltensexperimente mit vorinstruierten Hilfspersonen gut geeignet, dem Patienten korrigierende Erfahrungen mit hoher subjektiver Evidenz zu vermitteln. Sie stellen deshalb einen wichtigen Zwischenschritt zu In-vivo-Verhaltensexperimenten dar. Um die Glaubwürdigkeit der aus den Verhaltensexperimenten gezogenen Ergebnisse zu gewährleisten, sollten die Instruktionen der Hilfspersonen sich lediglich auf den technischen Ablauf des Verhaltensexperimentes (z. B. eine Unterhaltung führen, schriftliche Rückmeldung geben), nicht auf inhaltliche Aspekte (möglichst freundlich sein, nur positive Rückmeldung geben) konzentrieren.

Die Durchführung von Verhaltensexperimenten außerhalb des Therapieraumes ist ein wichtiger Baustein im Therapiegeschehen, und es sollte hierfür genügend Zeit eingeplant werden, um die Befürchtungen zu operationalisieren, einen geeigneten Ort aufzusuchen (z. B. ein Café, Kaufhaus, Fußgängerzone) und Schlussfolgerungen aus den Beobachtungen zu ziehen.

Eine Möglichkeit, um Verhaltensexperimente durchzuführen, bei denen mehrere Zuhörer benötigt werden, ist der Einsatz von Skype und Webcams. So kann ein Therapeut Kollegen oder Assistenten bitten, bei einem Verhaltensexperiment, z. B. als Zuhörer, mitzuwirken, indem diese sich per Skype einwählen und einem Vortrag, Unterhaltung oder Darbietung des Patienten folgen. Eine anschließende Rückmeldung erfolgt dann via E-Mail. Der Therapeut sollte sich im Vorhinein über diese Möglichkeiten informieren und gegebenenfalls die technischen Voraussetzungen schaffen. Mögliche Hilfspersonen für Umfragen, eine Skype-Zuschaltung oder je nach Standort der Praxis auch einer persönliche Anwesenheit können auch an Universitäten und psychotherapeutischen Ausbildungsambulanzen angefragt werden. Psychotherapeuten in Ausbildung, Studierende der Psychologie und Praktikanten freuen sich häufig über Einblicke in die therapeutische Arbeit von Niedergelassenen.

Einsatz von Online- Medien, um Hilfspersonen in die Therapie miteinzubinden

Einbindung von Studenten als Hilfspersonen

4.1.5 Ablauf der Behandlungssitzungen

Kurz vor jeder Sitzung schätzt der Patient ein, wie ausgeprägt Angst, Vermeidung, Selbstaufmerksamkeit und Sicherheitsverhalten in der vergangenen Woche waren (Sozialphobie-Wochenprotokoll, vgl. Anhang, S. 117). Die Fragen zu antizipatorischer und nachträglicher Verarbeitung und Selbstexposition werden erst dann mitberücksichtigt, wenn diese in der Therapie behandelt worden sind.

Der Ablauf der Therapiesitzungen hat folgendes Muster:

1. *Auswertung von Fragebögen.* Zu Beginn werten Therapeut und Patient das Sozialphobie-Wochenprotokoll (SWP; vgl. Anhang, S. 117) und den Fragebogen zu sozialphobischen Kognitionen (SPK, vgl. Anhang, S. 118) aus. Hierdurch erkennt der Therapeut gleich, ob der Patient in der vorangegangenen Woche besondere Schwierigkeiten hatte und welche Aspekte in der anstehenden Sitzung eventuell nochmal besprochen werden müssen.

Fragebögen ansehen

2. *Aufstellen der Tagesordnung.* In einer kurzen Planungs- und Entscheidungsphase sollen die Ziele in der aktuellen Sitzung besprochen werden. Stehen zu viele Punkte auf der Tagesordnung, müssen Therapeut und Patient die Themen kurz nach Wichtigkeit ordnen.

Tagesordnung aufstellen

3. *Auswertung der Hausaufgaben.* Anschließend sollte Bilanz zu den Hausaufgaben der letzten Sitzung gezogen werden. In der Regel handelt es sich um Vereinbarungen zu Verhaltensexperimenten, die in einem standardisierten Tagebuch (vgl. Verhaltensexperiment-Tagebuch im Anhang, S. 119) festgehalten werden. Aus der Besprechung der Hausaufgaben kann der Patient neue Hypothesen oder auch Fragen ableiten, die zur Vereinbarung gezielter weiterer Verhaltensexperimente führen. Die Besprechung sollte jedoch nicht zu viel Zeit in Anspruch nehmen; ggf. sollte

Hausaufgaben besprechen

der Therapeut im weiteren Verlauf der Sitzung hierauf ausführlicher zurückkommen.

Interventionen

4. *Durchführung von Interventionen.* Die Interventionen umfassen vor allem Verhaltensexperimente im therapeutischen Setting oder in vivo sowie kognitive Methoden (Sokratischer Dialog, Imaginationsübungen, Aufmerksamkeitstraining). Der Therapeut sollte darauf achten, genügend Zeit einzuplanen (Sitzungsdauer 90 bis 100 Minuten) und die Ergebnisse der Interventionen für den Patienten verständlich und nachvollziehbar zu machen durch:

Basisverhalten bei Interventionen

   - regelmäßige, einfache Zusammenfassungen,
   - Benutzen einer Wandtafel,
   - schriftliche Aufzeichnungen für den Patienten,
   - Audioaufnahmen der Sitzung (sollten dem Patienten ebenfalls mitgegeben werden).

Hausaufgaben geben

5. *Hausaufgaben geben.* Die Hausaufgaben knüpfen unmittelbar an die Ergebnisse der Interventionen in der Sitzung an. Sie bestehen in der Regel in Verhaltensexperimenten, die in dem hierfür vorgesehenen Protokoll schriftlich festgehalten werden.

Zusammenfassung durch Patienten

6. *Zusammenfassung der Ergebnisse durch den Patienten und Feedback.* Der Patient formuliert mit Unterstützung des Therapeuten eine Zusammenfassung der Ergebnisse der Sitzung aus eigener Sicht. Zum Schluss fragt der Therapeut (ggf. durch einen Fragebogen) nach hilfreichen und weniger hilfreichen Aspekten der Therapiesitzung.

4.1.6 Technische Hilfsmittel

Der Einsatz von Videoaufnahmen ist für die Therapie von zentraler Bedeutung, da die verzerrten Überzeugungen bezüglich der Angemessenheit des eigenen Verhaltens und zur Sichtbarkeit der Angstsymptome hierdurch wirkungsvoll korrigiert werden können. Der Patient sollte deshalb schon in der Diagnostikphase auf die Notwendigkeit des Einsatzes von Videoaufnahmen hingewiesen werden. Für das Videofeedback ist ein Camcorder sowie die Möglichkeit zur Wiedergabe über einen Computer-Bildschirm oder Monitor notwendig.

Camcorder für Videofeedback

Die in der Sitzung erarbeiteten Schlussfolgerungen aus Verhaltensexperimenten und kognitiver Umstrukturierung sollten schriftlich festgehalten und dem Patienten überlassen werden, um nachträglichen negativen Umbewertungen entgegenzuwirken. Für den Patienten ist es auch hilfreich, wenn die Sitzungen aufgenommen und die Aufnahmen mit nach Hause genommen werden können. Viele Handys sowie MP3-Player bieten diese Funktion an. Die Aufnahmen lassen sich digitalisiert speichern. Patienten sollten sich die gesamte Sitzung noch einmal zu Hause anhören und sich Notizen machen.

Schließlich sollte auch ein Flipchart oder eine Wandtafel bereitgestellt werden, um sich in den Sitzungen immer auf das individuelle Störungsmodell beziehen zu können. Das schriftliche Festhalten von Gedanken, Sicherheitsverhalten und Angstsymptomen auf dem Flipchart erleichtert die kognitive Arbeit und ermöglicht eine bessere Konzentration. Es ist für Patienten oftmals entlastend, wenn sie gemeinsam mit dem Therapeuten die Aufmerksamkeit auf den Flipchart und die darauf festgehaltenden Inhalte richten und nicht der gesamte Aufmerksamkeitsfokus auf ihnen liegt.

4.2 Die erste Behandlungssitzung

Ziel der ersten Behandlungssitzung nach der Diagnostik der Störung ist es, die für die Therapie relevanten kognitiven Prozesse genauer zu explorieren und ein individuelles Erklärungsmodell zur Aufrechterhaltung der Sozialen Angststörung auszuarbeiten.

4.2.1 Allgemeine Exploration

Analyse von Kognitionen und Verhalten in angstauslösender Situation

Die erste Therapiesitzung (nach der allgemeinen Diagnostik, vgl. Kapitel 3) beginnt mit einer allgemeinen Exploration der Probleme und der Ziele des Patienten für die Behandlung. Welche Situationen lösen Angst aus, welche vermeidet der Patient, was sind die wesentlichen Befürchtungen des Patienten, was in diesen Situationen passieren könnte, und was tut der Patient, um dies zu verhindern? Der Therapeut sollte sich vor dieser Sitzung die relevanten Fragebögen ansehen, da es dem Patienten schwerfallen kann, diese Informationen im persönlichen Gespräch vollständig preiszugeben.

Viele Patienten haben anfangs Schwierigkeiten, im therapeutischen Gespräch problematische Gedanken und Sicherheitsverhalten exakt zu benennen. Durch das Bearbeiten der standardisierten Fragebögen, in denen ein Spektrum möglicher Befürchtungen, Einstellungen und Sicherheitsverhalten enthalten sind, kann der Patient seine eigenen Muster vorab reflektieren. Es empfiehlt sich bei der Vorbereitung auf die Modellableitung, die Informationen aus den Fragebögen nach folgenden Gesichtspunkten zu strukturieren:

- angstauslösende Situationen,
- negative Gedanken (schlimmste Befürchtungen),
- Sicherheitsverhalten.

Zusätzlich ist zu erfragen, ob der Patient Freunde oder Vertrauenspersonen hat, ob er Alkohol, Medikamente oder Drogen verwendet, um sich auf soziale Situationen vorzubereiten, und was seine Erklärung für die Probleme ist. Falls der Patient denkt, die soziale Angst sei ein nicht veränderbarer Teil seiner Persönlichkeit, so muss diese Überzeugung verändert werden, bevor die Therapie beginnen kann.

Frühere auslösende Ereignisse

Es ist auch sinnvoll, den Beginn der Störung *kurz* zu besprechen. Gab es besondere Ereignisse, die die sozialen Ängste ausgelöst haben, z. B. Wechsel in eine neue Schule nach einem Umzug und Hänseln durch die Mitschüler? Wenn dies der Fall ist, sollte der Therapeut erklären, dass das Auftreten von sozialen Ängsten in einer solchen Situation sehr verständlich ist. Durch die Frage, ob der Patient immer noch gehänselt wird (normalerweise nicht), wird der Patient dazu angeregt, darüber nachzudenken, was das Problem *heute* aufrechterhält, und diese aufrechterhaltenden Faktoren zu verändern.

4.2.2 Ableitung eines individuellen kognitiven Erklärungsmodells

Das Modell bildet die Grundlage für die nachfolgenden Therapiesitzungen, in denen es weiter ausdifferenziert oder korrigiert werden soll. Deshalb sollte es auf einem Flipchart festgehalten werden. Am Ende der Sitzung wird eine Kopie des Modells angefertigt, die der Patient als Erinnerungsstütze und zur weiteren Überprüfung mitnehmen kann.

Übersicht über die erste Behandlungssitzung

1. Ableitung eines individuellen Erklärungsmodells
   - Exploration einer kurz zurückliegenden Episode sozialer Angst
   - Entwicklung eines individuellen Modells nach Clark und Wells (1995)
     - Negative Gedanken
     - Angstsymptome
     - Sicherheitsverhaltensweisen
     - Nach innen gerichtete Aufmerksamkeit und Eindruck des „Sichtbaren Selbst“
2. Zusammenfassung
   - Zusammenfassung des individuellen kognitiven Modells
   - Hausaufgabe, Modell auf neu auftretende soziale Situation anzuwenden

Zur Ableitung des Erklärungsmodells eine soziale Situation verwenden, in der der Patient trotz Angst geblieben ist

Das Erklärungsmodell wird anhand einer konkreten, möglichst kurz zurückliegenden sozialen Situation, in der der Patient Angst hatte, herausgearbeitet. Wichtig hierbei ist, dass der Patient die Situation nicht völlig vermieden hat, sondern trotz Angst in der Situation geblieben ist. Es ist sehr sinnvoll, dass der Therapeut in Vorbereitung auf die Sitzung ein mögliches kognitives Metamodell anhand der Fragebogenergebnisse sowie der Information aus den probatorischen Sitzungen erstellt. Dieses sollte er dem Patienten allerdings nicht mitteilen, sondern den Patienten durch systematische Fragen im Sinne des *geleiteten Entdeckens* zu den jeweiligen Modellkomponenten hinführen und so gemeinsam mit dem Patienten ein individuelles kognitives Modell entwerfen. Dies erhöht die Glaubwürdigkeit des Modells und steigert die Motivation des Patienten, die nächsten Schritte einzuleiten, die für die Auseinandersetzung mit seinen Ängsten nötig ist. Bei der Exploration der Modellkomponenten sollte die im Folgenden skizzierte Reihenfolge beibehalten werden. Das Ergebnis des *geleiteten Entdeckens* ist eine vereinfachte Form des theoretischen Modells von Clark und Wells (1995) (vgl. Abbildung 1).

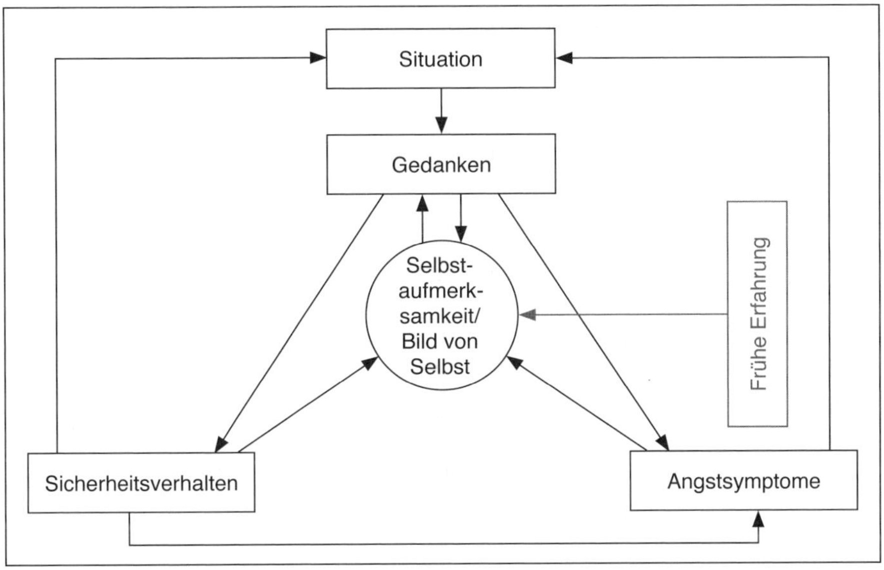

Abbildung 1: Vereinfachte Form des theoretischen Erklärungsmodells von Clarks und Wells (1995)

Anhand der individuell erlebten Symptome und Reaktionen in einer problematischen Situation werden dem Patienten erstmals wichtige Modellelemente (Sicherheitsverhalten, Aufmerksamkeitsfokus, Vorstellungsbilder) erklärt und Zusammenhänge zwischen Gedanken, Angstsymptomen und Reaktionen aufgezeigt. In Tabelle 3 sind Beispiele für hilfreiche Fragen für die Exploration der Modellelemente aufgeführt. Im weiteren Verlauf der Behandlung kann das individuelle Modell dann weiter vervollständigt, durch zusätzliche Beispiele ergänzt und, wenn nötig, revidiert werden. Die Identifikation von Grundannahmen kann ggf. im weiteren Verlauf der Therapie hinzugenommen werden.

Tabelle 3: Fragen zur Ableitung eines kognitiven Erklärungsmodells der Sozialen Angststörung

Situation	– Können Sie sich an eine typische angstauslösende Situation der vergangenen Tage erinnern, in der Sie eine Weile geblieben sind? – Können Sie die Situation kurz beschreiben? – Wer war anwesend? – Was wollten Sie tun? – Was wurde von Ihnen erwartet?
Negative Gedanken	Wenn Sie nun an die Situation denken und an den Moment, an dem Sie besonders ängstlich waren: – Was ging Ihnen da durch den Kopf? Welche Befürchtungen hatten Sie? – Was wäre das Schlimmste gewesen, was hätte passieren können? – Was, meinten Sie, könnten andere Leute sehen/Ihnen anmerken? – Sind Ihre Befürchtungen eingetreten? Welche Bedeutung hätte das für Sie, wenn es so wäre? Was würde es über Sie als Person aussagen? Was glauben Sie, würden andere Menschen über Sie dann denken? – Gibt es andere Befürchtungen, die zwar in dieser Situation nicht aufgetreten sind, Ihnen jedoch in ähnlichen Situationen häufig durch den Kopf gehen? Wir können gerne noch einen Blick auf den SPK werfen.
Angst-symptome	– Als Sie befürchteten, … (negativer Gedanke) könnte passieren, was haben Sie empfunden? Hatten Sie bestimmte Körperempfindungen? – Wie waren Ihr Denken und Ihre Konzentration? Waren Sie unkonzentriert …/hatten Sie eine Denkblockade …/wurden Sie leer im Kopf?
Sicherheits-verhalten	– Als Sie befürchteten, dass … (negativer Gedanke/Symptom) auftreten würde, haben Sie etwas getan, um dies zu verhindern? – Was haben Sie getan, • … um sicherzustellen, dass Sie einen guten Eindruck machen? • … um Ihre Symptome unter Kontrolle zu halten? • … um zu verhindern, dass die Aufmerksamkeit auf Sie gelenkt wird? – Haben Sie sich beobachtet, wie Sie auf andere wirken? Haben Sie sich vorher auf die Situation vorbereitet? Versuchten Sie, vorher einzuüben, wie Sie auf andere am besten wirken?
Selbstwahr-nehmung/ Selbst-aufmerk-samkeit	Als Sie befürchteten, dass … (Inhalt der negativen Gedanken) passieren würde, – … worauf haben Sie Ihre Aufmerksamkeit gerichtet? – … haben Sie sich auf sich selbst konzentriert und darauf, wie Sie auf andere wirken? – … haben Sie mehr oder weniger davon mitbekommen, was andere Personen in diesem Moment gesagt/getan haben?
Inhalt der Gedanken/ Gefühle/Bil-der über sich selbst	– Als Sie Ihre Aufmerksamkeit nach innen richteten und darauf, wie Sie wirkten, • … hatten Sie ein Bild von sich vor Augen, wie andere Sie sehen könnten? • … was glaubten Sie, konnte man Ihnen ansehen? • … was für ein Gefühl hatten Sie, wie Sie auf andere wirkten? – Wenn Sie nicht … (Sicherheitsverhalten durchführen), wie würden Sie auf andere wirken?

Tabelle 3: Fortsetzung

Frühe sozial traumatische Erfahrungen	– Wann haben Sie sich das erste Mal so gefühlt, wie in dem Bild? – Welche Erinnerungen haben Sie, wenn Sie diese Gedanken/Gefühle/Bilder über sich selbst haben?
Zusatzfragen zu Wechselwirkungen im kognitiven Erklärungsmodell	
Zusammenhang Sicherheitsverhalten – Selbstaufmerksamkeit	– Wenn Sie ... (bestimmtes Sicherheitsverhalten durchführen), erhöht oder verringert dies Ihre Selbstaufmerksamkeit? – Versuchen Sie, sich selbst zu beobachten, wie Sie wirken (aussehen, klingen, ...). Wenn Sie dies tun, wie verändert sich Ihre Selbstaufmerksamkeit? Verstärkt sich die Konzentration auf Ihr Selbst noch mehr?
Zusammenhang Selbstwahrnehmung – negative Gedanken	– Wenn Sie sich auf sich selbst (auf die Vorstellung von ...) konzentrieren, welche Auswirkung hat dies auf Ihre Überzeugung, dass Ihr Verhalten peinlich ist?
Zusammenhang Angstsymptome – Selbstwahrnehmung	– Wenn Sie ... (Körpersymptom) spüren, wie verändert sich dann Ihre Aufmerksamkeit? Verstärkt sich hierdurch Ihre Vorstellung, ... (Inhalt des Eindrucks des „Sichtbaren Selbst“)?

Modellkomponenten in einer aktuellen Situation konkret erfassen

Situation. Zunächst bittet der Therapeut den Patienten, eine aktuelle, typische angstauslösende soziale Situation möglichst detailliert zu schildern. Hiermit ist *nicht* eine biografisch relevante, zentrale Situation der Vergangenheit gemeint, die zur Entwicklung der Sozialen Angststörung beigetragen haben könnte, sondern eine aktuelle Beispielsituation aus den vorangegangenen Tagen oder Wochen. Der Patient soll trotz Angst in der Situation geblieben sein.

Kognitionen genau erfassen

Negative Gedanken. Im nächsten Schritt werden die negativen Gedanken in der sozialen Situation identifiziert und im individuellen Modell unter der Überschrift „Gedanken“ eingetragen. Die Kognitionen sollten lediglich erfasst und schriftlich festgehalten, jedoch noch nicht hinterfragt werden. Welche Befürchtungen hatte der Patient in der Situation und welche Bedeutung hat das befürchtete Verhalten oder Symptom für ihn? Was erwartet er, wie andere auf sein Verhalten/seine Körpersymptome reagieren und was sie darüber denken? Bei Körpersymptomen sollte auch danach gefragt werden, wie deutlich diese nach Meinung des Patienten für andere wahrnehmbar sind.

Es kann dem Patienten schwerfallen, seine spezifischen Gedanken in der Situation zu verbalisieren. Hier ist es sinnvoll, auf Informationen aus entsprechenden Fragebögen zurückzugreifen. Der Fragebogen zu sozialphobischen Kognitionen (SPK; vgl. Anhang, S. 118) erfasst beispielsweise negative Kognitionen bezüglich des Selbst (wie z. B. „Ich bin unzulänglich"), die Erwartung von Leistungsversagen (z. B. „Ich werde Dinge fallen lassen oder verschütten") und die Angst vor dem Auftreten sichtbarer Körpersymptome (z. B. „Ich werde schwitzen").

Körperliche und kognitive Angstsymptome. Als nächstes werden Angstsymptome unter einer neuen Überschrift „Angstsymptome" zusammengefasst. Der Therapeut fragt danach, wie sich der Patient fühlt, wenn er diese Gedanken hat und welche Veränderungen in seinem Körper und seinen Wahrnehmungen auftreten. Die Richtung des Zusammenhanges wird durch einen Pfeil von den negativen Gedanken zu den Angstsymptomen symbolisiert.

Körpersymptome hängen inhaltlich mit Befürchtungen zusammen

Vor allem von Patienten mit spezifischer Sozialer Phobie werden sichtbare Symptome genannt, die auch einen Bezug zu den jeweiligen Befürchtungen haben, wie Hitzewallungen (Errötungsangst), feuchte Hände (Befürchtung, zu schwitzen), Muskelspannung und -zucken (Furcht, zu zittern) oder Mundtrockenheit (Furcht vor einer Blockade beim Sprechen). Oft werden auch Symptome einer unspezifischen Anspannung berichtet, wie z. B. Muskelspannung, Herzklopfen, Magenschmerzen oder Schwindel. Neben körperlichen Empfindungen treten häufig auch kognitive Symptome wie Unkonzentriertheit, Denkblockaden, Blackout und Gedankenleere auf. Ursache ist eine Blockade der Aufmerksamkeit und des Gedächtnisses, die für die Anforderungen der speziellen Situation bzw. Aufgabe eigentlich benötigt werden, durch die extreme Selbstaufmerksamkeit.

Sicherheitsverhaltensweisen. Anschließend werden Sicherheitsverhaltensweisen erfasst und unter einer neuen Überschrift „Sicherheitsverhalten" eingetragen. Der Therapeut erfragt diese z. B. folgendermaßen:

> „Als Sie befürchteten, … *(spezifischen negativen Gedanken nennen)*, was haben Sie dann gemacht? Haben Sie etwas getan, um zu verhindern, dass dies eintritt? Haben Sie etwas getan, um zu verhindern, dass andere dies merken? Haben Sie etwas getan, um sicherzustellen, dass Sie einen guten Eindruck machen?"

Sicherheitsverhalten soll Blamage verhindern/entgegenwirken

Es wird ein Pfeil von den Gedanken zum Sicherheitsverhalten eingetragen. Sicherheitsverhaltensweisen können eingesetzt werden, um Blamagen zu kaschieren (z. B. Make-up auftragen oder Haare ins Gesicht kämmen bei Errötungsangst; Arme fest an den Körper drücken bei Angst vor übermäßigem Schwitzen) oder auch, um einen guten Eindruck zu machen (z. B. etwas Witziges sagen, um locker zu wirken; direkt in die Augen blicken, um selbstsicher zu wirken).

Es wird außerdem erfragt, ob der Patient in ähnlichen Situationen weitere Strategien verwendet hat. Zur Unterstützung dieser Exploration kann die im Anhang (vgl. S. 122) enthaltene Liste mit typischen Sicherheitsverhaltensweisen verwendet werden.

Selbstwahrnehmung: Nach innen gerichtete Aufmerksamkeit und Eindruck des „sichtbaren Selbst". Als eine zentrale Modellkomponente wird nun die „Selbstwahrnehmung" eingeführt. Diese umfasst zwei Komponenten: erstens die Ausrichtung der Aufmerksamkeit nach innen und zweitens den spezifischen Inhalt der Vorstellungen und des Eindrucks auf andere, den der Patient in der sozialen Situation auf Basis seiner Selbstbeobachtung zu machen glaubt („Eindruck des sichtbaren Selbst"). Zusätzlich werden die Erinnerungen an die frühen Erfahrungen in das Modell aufgenommen, soweit diese mit diesen Vorstellungen verbunden sind.

Der Therapeut sollte bei der Exploration dieser Modellkomponente auf die negativen Gedanken zurückkommen (sie also nicht von Sicherheitsverhalten oder Angstsymptomen ableiten). Zunächst wird der Aufmerksamkeitsfokus erfragt, z. B.

„Wenn Sie befürchten, dass ... passieren wird, worauf richten Sie dann Ihre Aufmerksamkeit?" *(weitere Beispiele in Tabelle 3).*

Die Aufmerksamkeitszuwendung nach innen wird im individuellen Modell auf das Flipchart unter der Überschrift „Selbstwahrnehmung" eingetragen, mit einem Pfeil von den negativen Gedanken.

Verzerrte Bilder des sozialen Selbst erfragen

Anschließend wird der Inhalt der Selbstwahrnehmung (z. B. verzerrte Vorstellungsbilder) erfragt. Hier geht es um den Eindruck, den der Patient aufgrund von Erinnerungen und gespeist von internalen Informationen aus seiner Selbstbeobachtung auf andere zu machen glaubt („Eindruck des sichtbaren Selbst"). Viele Patienten mit Sozialer Angststörung haben lebhafte Vorstellungsbilder, in denen sie sich aus der Beobachterperspektive stark verzerrt wahrnehmen, d. h. so, als ob sie eine Videoaufnahme von sich selbst sehen würden. Die Inhalte der Vorstellungen basieren meist auf internalen Informationen, d. h. auf ihren körperlichen Empfindungen und Gefühlen in der Situation. Sie stehen oftmals in enger Verbindung zu frühen Erfahrungen der Patienten, in denen sie z. B. von anderen gehänselt oder kritisiert wurden (vgl. Kapitel 4.5). Der Therapeut sollte direkt nach solchen Bildern fragen. Fällt es dem Patienten schwer, ein Vorstellungsbild anzugeben, so sollte sein Eindruck/Gefühl davon exploriert werden, was andere sehen, wenn sie ihn anschauen (weitere Fragen in Tabelle 3). Die frühen Erfahrungen sollten vom Therapeuten während der Diagnostik exploriert werden und im Modell eingetragen werden.

Wechselwirkungen zwischen Modellelementen. In einem weiteren Schritt werden nun noch Pfeile eingezeichnet, die wichtige Zusammenhänge zwischen den Modellelementen symbolisieren (Explorationsfragen siehe Tabelle 3):

- Sicherheitsverhalten → Selbstwahrnehmung symbolisiert die Verstärkung von Selbstaufmerksamkeit durch bestimmte Strategien. Intensive Überprüfung des eigenen Verhaltens ist ein häufiges Sicherheitsverhalten und sollte auch erfragt werden.

- Selbstwahrnehmung → Negative Gedanken: Selbstaufmerksamkeit und Vorstellungen zum „sichtbaren Selbst“ können die negativen Gedanken verstärken.
- Angstsymptome → Selbstwahrnehmung: somatische Empfindungen erhöhen die Selbstaufmerksamkeit und beeinflussen den Inhalt der Vorstellungen.

Die anderen Pfeile werden noch nicht eingezeichnet und erst in späteren Sitzungen erarbeitet.

Nachfolgend wird nun ein Fallbeispiel vorgestellt und in Abbildung 2 das entsprechende individuelle Erklärungsmodell der Sozialen Angststörung.

Fallbeispiel: 30-jährige Büroangestellte

Eine 30 Jahre alte Büroangestellte, ledig, hat soziale Ängste in verschiedenen Situationen. Besonders ausgeprägt ist jedoch ihre Befürchtung, dass sie im Beisein anderer Personen erröten könne. Die Patientin befürchtet dann, dass andere dies sogleich bemerken und sie für unsicher halten würden. Außerdem glaubt sie, dadurch sehr unattraktiv und unvorteilhaft zu wirken. Sowohl bei privaten Kontakten als auch in ihrer Arbeit löst die Anwesenheit anderer die Erwartung aus: „Ich werde sicher gleich wieder rot werden. Alle werden es sehen und werden denken, ich bin unsicher und wie ein kleines Mädchen. Sie werden dann Bemerkungen machen oder witzeln und das Gespräch mit mir unterbrechen.“

Um das Erröten zu kaschieren, geht die Patientin regelmäßig ins Solarium und trägt Make-up. Auch bei der Kleidung achtet sie besonders darauf, keine Rottöne oder weiße Blusen anzuziehen, da die Gesichtsröte dann noch mehr auffalle. Die Patientin versucht, bei Zusammenkünften oder Partys eher im Hintergrund zu stehen und eher hinzugehen, wenn es dunkel werde. Wenn sie angesprochen wird, dann blickt sie zu Boden, kämmt die langen Haare mit den Fingern leicht vor das Gesicht und spricht schnell, um die unangenehme Situation zu beenden.

Die Ängste sind erstmals aufgetreten, nachdem sie als Jugendliche vom Lehrer an die Tafel geholt worden war und vor der gesamten Klasse errötet ist. Die Mitschüler haben gekichert und der Klassenclown hat gewitzelt: „Du musst doch nicht rot werden, wir haben alle keine Ahnung von Mathe.“ Dies war der Patientin sehr peinlich und sie setzte sich sofort auf ihren Platz. Seit dieser Zeit sind die Ängste stetig angewachsen und überschatteten ihr Leben.

Die Patientin ist schon immer ruhig gewesen und es ist ihr unangenehm, aufzufallen. Sie hat noch nie einen Partner gehabt und leidet unter den sozialen Ängsten, ohne jedoch bislang professionelle Hilfe gesucht zu haben. Aktuell belastet sie ihre Arbeitssituation, da sie in einem großen Betrieb arbeitet und ihr Büro nur wenige Türen von ihrem Chef entfernt ist. Ständig befürchtet sie, dass sie etwas falsch machen könnte und ihr Chef sie dann anspricht. Sie befürchtet, in diesem Fall dann zu erröten und für inkompetent gehalten zu werden. Sie vermeidet daher oftmals Besprechungen mit dem Chef und hat sich auch schon überlegt, die Stelle zu kündigen, obwohl die Berufstätigkeit „der einzige Pluspunkt in meinem Leben ist". Doch auch im Alltag ist sie sehr belastet. Die Patientin berichtet, dass sie häufig vor Zusammenkünften etwas Alkohol trinke, um „lockerer zu werden". Wenn sie alleine ist, trinkt sie jedoch keinen Alkohol und bedauert, dass sie ihn „regelrecht einsetzt", um nicht angespannt zu sein. Besonders schlimm sind Partys, da die Patientin befürchtet, hier besonders langweilig zu wirken und wieder – wie damals – vor allen zu erröten. Diagnose: Soziale Phobie (ICD-10: F40.1)

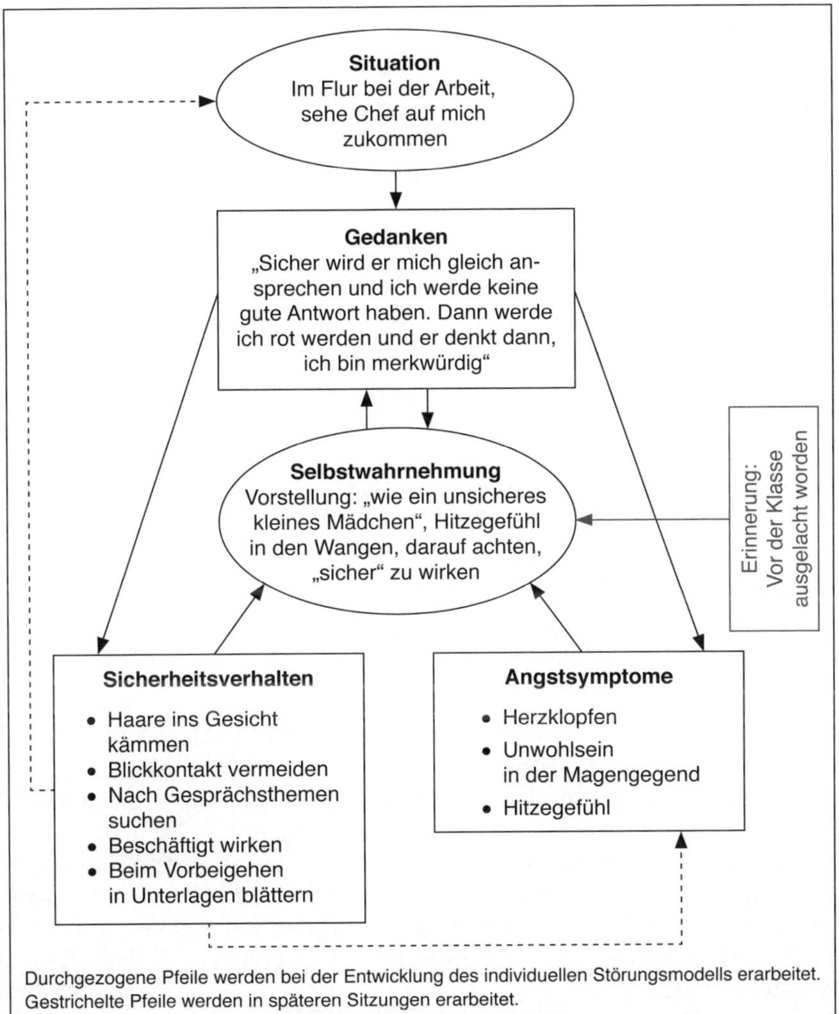

Abbildung 2: Fallbeispiel – individuelles Erklärungsmodell der Sozialen Angststörung

Zum Abschluss der ersten Behandlungssitzung fassen Therapeut und Patient die wichtigsten Elemente des Modells gemeinsam zusammen. Der Patient kann das Modell vom Flipchart kopieren oder abfotografieren (z. B. mit einem Smartphone). Er wird aufgefordert, weitere Beispiele für negative Gedanken und Sicherheitsverhalten zu sammeln und in das Modell einzutragen. Er erhält außerdem die Hausaufgabe, in der folgenden Woche darauf zu achten, ob das Modell in weiteren angstauslösenden sozialen Situationen zutrifft oder ob es angepasst werden muss. So kann das Modell weiter individualisiert werden. Darüber hinaus ist es empfehlenswert, ein sog. Sozialphobie-Wochenprotokoll (vgl. Anhang, S. 117) zu beginnen.

Am Ende der ersten Behandlungssitzung sollte das Modell durch den Therapeuten nochmals zusammengefasst werden:

„Typische Situationen, die Ihre Ängste auslösen, sind … In diesen Situationen befürchten Sie, dass … *(negative Gedanken nennen: (a) welches peinliche Verhalten/Körpersymptom, (b) welche Bewertung anderer).* Diese Erwartungen lösen … *(Angstsymptome)* aus. Mit Hilfe von … *(Sicherheitsverhalten)* versuchen Sie, … *(das Auftreten des Verhaltens, die Angstsymptome oder die negative Bewertung)* zu verhindern. Gleichzeitig konzentrieren Sie die Aufmerksamkeit ganz auf sich selbst und auf Ihren Eindruck, wie Sie auf andere zu wirken glauben … *(spezifische Gedanken, Gefühle, Vorstellungen).* Ihr Sicherheitsverhalten und die Angstsymptome verstärken diesen Eindruck."

4.2.3 Weitere Ergänzungen des Modells

Die in Kapitel 4.2.2 dargestellten Komponenten und deren Zusammenhänge stellen den Kern des Therapiemodells dar und sollten alle in der ersten Sitzung besprochen werden. Weitere Aspekte können, falls noch Zeit vorhanden ist, in dieser, ansonsten in späteren Sitzungen anhand neuer Beispielsituationen ergänzt werden.

Frühere Lebenserfahrungen einbeziehen

Frühe Erfahrungen. Obwohl aufrechterhaltende Faktoren im kognitiven Modell die wichtigste Rolle spielen, sind frühere Erfahrungen für die Erklärung der sozialphobischen Überzeugungen und den verzerrten Eindruck des sichtbaren Selbst ebenfalls von großer Bedeutung. Deshalb sollten Informationen aus dem diagnostischen Erstgespräch zu vergangenen Lebenserfahrungen (z. B. soziale „Traumata", negative Lebensereignisse oder Lebensbedingungen) auch in das Modell aufgenommen werden, mit einem Pfeil zum Inhalt der Vorstellungsbilder des „sichtbaren Selbst" (vgl. auch Kapitel 4.6.3).

Weitere Aspekte des Sicherheitsverhaltens. Die Angaben des Patienten zu Sicherheitsverhaltensweisen sind in der Anfangsphase noch sehr vorläufig und sollten im weiteren Verlauf der Therapie durch zusätzliche Exploration und durch Beobachtungen des Therapeuten ergänzt werden.

Sicherheitsverhaltensweisen sind oftmals sehr subtil und in aller Regel automatisiert, d. h. dem Patienten nicht bewusst.

1. Sicherheitsverhalten basiert auf subjektiven Erwartungen, welche Strategien hilfreich sind, um einen blamablen Eindruck zu verhindern. Dementsprechend sind diese oftmals in idiosynkratischen Vorstellungen über Gesetzmäßigkeiten und Zusammenhänge sozialen Verhaltens begründet und lassen sich nur individuell erheben.
2. Häufig sind Sicherheitsverhalten weniger beobachtbare Verhaltensweisen, sondern vielmehr kognitive Manipulationen (z. B. sich kontrollieren, versuchen, „möglichst normal zu erscheinen“ etc.).
3. Zusammenhang zwischen Sicherheitsverhalten und Angstsymptomen

Zusammenhänge Sicherheitsverhalten/ Angstsymptome erfassen

Im Laufe der Therapie erfährt der Patient, dass sein Sicherheitsverhalten die Angstsymptome teilweise verstärkt. Zum Beispiel kann das ständige Überprüfen der eigenen Redebeiträge zu Pausen im Sprechen führen oder das Halten von Tassen etc. mit Kraftaufwand sein Zittern verstärken. Sobald entsprechende Zusammenhänge erkannt werden, werden sie durch einen Pfeil vom entsprechenden Sicherheitsverhalten zu dem verstärkten Angstsymptom im individuellen Modell gekennzeichnet.

4.3 Demonstration der negativen Effekte von Selbstaufmerksamkeit und Sicherheitsverhalten

Nach Ableitung des individuellen Erklärungsmodells der Sozialen Angststörung geht es zunächst darum, beim Patienten Zweifel an der Nützlichkeit seines Sicherheitsverhaltens zu wecken und an der Gültigkeit seines Eindruckes davon, wie andere ihn in sozialen Situationen wahrnehmen.

4.3.1 Experiment zur Selbstaufmerksamkeit/ Sicherheitsverhalten

In der zweiten Sitzung wird der Patient aufgefordert, an einer sozialen Situation unter zwei Bedingungen teilzunehmen: (1) unter nach innen gerichteter Aufmerksamkeit und unter Einsatz des Sicherheitsverhaltens, das er normalerweise in einer solchen Situation einsetzt, (2) mit externem Aufmerksamkeitsfokus, ohne Sicherheitsverhalten. Die Situation wird vom Therapeuten und Patienten danach ausgewählt, dass sie wahrscheinlich mittelstarke Angst auslösen wird, aber den Patienten nicht überfordert. Sie sollte relativ kurz sein (5 bis 10 Minuten) und sorgfältig vom Therapeuten vorbereitet werden. Eine Unterhaltung mit einer unbekannten Person ist für die überwiegende Mehrheit der Patienten gut geeignet; für andere, die dies nicht problematisch finden, eignet sich ein kurzer Vortrag über ein einfaches Thema (z. B. Hobby oder Urlaub) vor einer kleinen Gruppe. Für Patienten mit der spezifischen Befürchtung zu zittern, eignet sich Tee oder Kaffee im Beisein anderer zu trinken.

Überprüfung von Selbstaufmerksamkeit/ Sicherheitsverhalten im Rollenspiel

Ziel der Sitzung ist, dass der Patient durch seine Erfahrung in der sozialen Situation und Rückmeldung durch den Interaktionspartner zwei entscheidende Punkte entdeckt, auf denen die weitere Therapie aufbaut:

- Der Patient *fühlt* sich ängstlicher und unsicherer, wenn er seine Aufmerksamkeit nach innen richtet, darauf achtet, wie er auf andere wirkt, und sein Sicherheitsverhalten durchführt, als wenn er dies nicht tut. Dies ist für Patienten meist sehr überraschend, da sie das Verhalten durchführen, um einen besseren Eindruck zu machen. Wenn sie erkennen, dass die Selbstaufmerksamkeit und das Sicherheitsverhalten nicht hilfreich sind, können sie dazu motiviert werden, diese auch im Alltag aufzugeben.
- Die Einschätzung des Patienten, welchen Eindruck er in den Situationen mit und ohne Sicherheitsverhalten gemacht hat, hängt mit der Ängstlichkeit in diesen Situationen zusammen. Wenn er weniger Angst spürt, denkt er, dass er einen besseren Eindruck macht. Hieraus wird die zentrale Idee der Therapie abgeleitet: Der Patient hat bisher den Eindruck, den er auf andere macht, aus seinen Gefühlen und Körperempfindungen geschlossen.

Da für das Experiment ein oder mehrere Interaktionspartner benötigt werden, ist es wichtig, sich im Vorfeld darum zu kümmern. In Kliniken, größeren Einrichtungen oder in Praxisgemeinschaften können andere Kollegen um Unterstützung gebeten werden. Arbeiten Therapeuten allein in der Praxis, empfiehlt es sich, dass diese eventuell bei Intervisionspartnern um Unterstützung bitten oder z. B. im Vorfeld bei Universitäten in der Abteilung Psychologie oder Medizin auf ihre Arbeit hinweisen und um Kooperation von Studenten als Hilfspartner bitten. Diese erklären sich bereit, an Verhaltensexperimenten, Umfragen oder Rollenspielen teilzunehmen und lernen im Gegenzug etwas über die Arbeit bei den niedergelassenen Kollegen. Eine vorherige Instruktion der Interaktionspartner ist essenziell (vgl. Kasten). Je nach Befürchtung des Patienten sollten auch bestimmte Utensilien bereitstehen (z. B. Tassen oder Gläser bei Angst vor Zittern).

Merke: Vorbereitung der Interaktionspartner und Helfer in der Therapie

Interaktionspartner sind wichtige Assistenten in der Therapie, besonders bei Verhaltensexperimenten (z. B. wenn die Patienten eine Präsentation vor einem Publikum halten oder ein Gespräch in einer Gruppe von Leuten führen sollen). Bevor Interaktionspartner für das Experiment zu Selbstaufmerksamkeit und Sicherheitsverhalten eingesetzt werden oder bei späteren Verhaltensexperimenten unterstützen können, muss der Therapeut sie vorbereiten. Es ist wichtig, dass sie Patienten so behandeln, wie sie auch jeden anderen Menschen behandeln würden. Sie sind nicht als Experten gefragt und sollten deshalb die Patienten nicht genau beobachten oder versuchen, sie in irgendeiner Weise zu analysieren. Wenn Kollegen als Helfer gebeten werden, sollen sie nicht als „Therapeuten" auftreten, sondern sich ganz normal verhalten und so reagieren, wie sie es im normalen Kontakt mit einem anderen Menschen auch tun würden. Sie müssen nicht schauspielern oder „besonders nett" sein. Sie können es aber dem Patienten erleichtern, indem sie eine Frage stellen, falls der Patient mit dem Gespräch ist Stocken gerät. Um den Patienten wie jede andere Person zu behandeln, sollten die Helfer keine genauen Informationen über dessen Problematik erhalten. Deswegen wird auch der Patient gebeten, bei Unterhaltungen mit Helfern nicht zu sagen, aus welchem Grund er die Therapie macht, dies könnte den Helfer beeinflussen. Ein Vorteil beim Einsatz von Helfern liegt darin, dass ein Feedback von objektiven Beobachtern eingeholt werden kann.

Schließlich ist es wichtig, eine Videokamera und -recorder bereitzustellen und das Experiment auf Video aufzunehmen, so dass es in der nachfolgenden Therapiesitzung für ein Videofeedback verwendet werden kann. Vor der Aufnahme sollte überlegt werden, welche Aspekte für das Videofeedback von Bedeutung sind (z. B. Sichtbarkeit beider Interaktionspartner, Beleuchtung etc.; siehe auch Kapitel 4.4.2). Der Patient sollte zu Beginn der Therapiesitzung eine Begründung für den Einsatz von Videoaufnahmen erhalten:

„Wir nehmen alle Sitzungen auf Video auf, damit der Therapeut sich Teile noch einmal anschauen kann, um die Therapie besser planen zu können. Die meisten Menschen finden das am Anfang etwas unangenehm, erfahrungsgemäß vergisst man es aber schnell."

Nach unseren Erfahrungen haben die Patienten nach einer kurzen Gewöhnungszeit keine Probleme, sich auf die Videoaufnahmen einzulassen.

1. Vorbereitung

Zunächst wird die Hausaufgabe besprochen, in der der Patient das in der letzten Sitzung erarbeitete Modell mit weiteren Beispielen versehen und auf eine neue Situation angewendet hat. Im Anschluss leitet der Therapeut zum Experiment über:

„Wir wollen nun genau ansehen, wie dies im Einzelnen bei Ihnen abläuft. Wir hatten uns darauf geeinigt, dass eine kurze Unterhaltung mit einer fremden Person ein gutes Beispiel für eine Situation ist, die bei Ihnen mittelstarke Angst auslöst. Ich möchte Sie nun bitten, sich kurz mit Frau/Herrn *(Name)* zu unterhalten. Sie können über alles sprechen, was Sie möchten, nur über den Grund, weshalb Sie hier bei mir sind, sollten Sie nicht sprechen. Frau/Herr *(Name)* kennt Sie nicht und weiß auch nicht, warum Sie hier sind. Worüber möchten Sie sprechen? Wenn ich Ihnen das jetzt so vorschlage, wie fühlen Sie sich dabei? Was, befürchten Sie, wird passieren, wenn Sie sich gleich unterhalten?"

Operationalisierung der Erwartungen

Im Folgenden werden die Befürchtungen des Patienten festgehalten („Ich schwitze und werde rot", „Ich wirke langweilig", „Die Person denkt, ich bin seltsam") und der Patient wird gebeten, sich festzulegen, was andere bemerken werden („Sie wird mein Schwitzen und mein rotes Gesicht sehen", „Er wird die langen Pausen bemerken, bevor ich spreche"). Als nächstes wird besprochen und schriftlich festgehalten, welches Sicherheitsverhalten der Patient normalerweise in einer solchen Situation einsetzt (z. B. Überprüfen, ob ich rot werde; nach unten schauen, damit Schwitzen und Röte nicht gut sichtbar sind; schnell neue Themen ansprechen, wenn eine Pause entsteht). Hier kann auch auf Informationen aus der ersten Sitzung zurückgegriffen werden. Im Sinne des erfahrungsorientierten Entdeckens erklärt der Therapeut vorher *nicht*, dass in dem Experiment zwei Bedingungen verglichen werden sollen.

2. Erste soziale Interaktion mit Selbstaufmerksamkeit und Sicherheitsverhalten

1. Verstärkung von Selbstaufmerksamkeit und Sicherheitsverhalten

Der Patient wird nun aufgefordert, die soziale Situation mit den Interaktionspartnern (z. B. ein Gespräch über Urlaubsziele) durchzuführen. Hierbei soll er sich so verhalten, wie er es sonst auch tut, um sicherzustellen, dass seine Befürchtungen nicht eintreten: nämlich, wie üblich, seine Aufmerksamkeit nach innen richten und seine Sicherheitsverhaltensweisen ausführen, die die Selbstwahrnehmung erhöhen. Der Therapeut erinnert ihn an die besprochenen Verhaltensweisen und bittet dann den Interaktionspartner herein. Während der Interaktion bleibt der Therapeut im Zimmer, beobachtet den Patienten und leistet, wenn nötig, Hilfestellungen (z. B. Vorstellen der Interaktionspartner). Der/die Interaktionspartner werden nach ca. 5 Minuten gebeten, den Raum kurz zu verlassen, und der Patient schätzt wesentliche Aspekte der Situation ein (z. B. auf einer Skala von 0 bis 10, Eintragung auf einem Protokollblatt). Zunächst wird erfragt, wie sehr der Patient sein Sicherheitsverhalten eingesetzt hat (0 bis 10). Anschließend sollte erfragt werden, wie stark er seine Aufmerksamkeit auf sich selbst konzentriert hat (0 bis 10). Dann wird der Ausgang der Situation eingeschätzt:

- Wie ängstlich fühlte ich mich?
- Wie ängstlich sah ich aus?

- In welchem Ausmaß konnten andere mir die befürchteten Symptome ansehen? (für jeden Gedanken einzeln, also z. B. Rot werden, Schwitzen, Pausen im obigen Beispiel)
- In welchem Ausmaß machte ich den befürchteten negativen Eindruck? (für jeden Gedanken einzeln, z. B. „Ich bin langweilig“ „Ich bin seltsam“ im obigen Beispiel)
- Wie gut war insgesamt der Eindruck, den ich gemacht habe?
- Wie angenehm war das Gespräch?

3. Zweite soziale Interaktion

2. Reduktion von Selbstaufmerksamkeit und Sicherheitsverhalten

Die soziale Situation wird fortgesetzt mit der Instruktion, die Aufmerksamkeit nun anders als gewohnt nach außen zu richten und das Sicherheitsverhalten nicht durchzuführen. Patienten benötigen hier zuvor Hilfestellung und Anregungen, wie sie das umsetzen können. Es ist sinnvoll, dem Patienten zu raten, die Aufmerksamkeit auf den Inhalt des Gesprächs zu richten, den Gesprächspartner anzuschauen und nicht zu überprüfen, welchen Eindruck er macht. Der Patient soll nicht die Verantwortung dafür übernehmen, wie das Gespräch verläuft, sondern soll einfach sagen, was ihm durch den Kopf geht. Auch konkrete Alternativen zu bisherigem Sicherheitsverhalten können angesprochen werden. Falls sich der Patient unsicher ist, kann er kurze Übungen mit dem Therapeuten durchführen, um den neuen Aufmerksamkeitsfokus und das Alternativverhalten auszuprobieren. Im Anschluss wird die soziale Situation mit dem Interaktionspartner durchgeführt. Im Anschluss an das Gespräch wird wieder erfasst, wie sehr der Patient Sicherheitsverhalten eingesetzt und seine Aufmerksamkeit nach innen gelenkt hat. Falls es dem Patienten gar nicht gelingt, die Aufmerksamkeit nach außen zu richten und das Sicherheitsverhalten aufzugeben, wird ein drittes Gespräch geführt. Anschließend nimmt der Patient wiederum die Einschätzung der obigen Aspekte vor.

Erneute Einschätzung des Ausgangs

Experiment zur Demonstration der Effekte von Selbstaufmerksamkeit und Sicherheitsverhalten: Instruktionen

1. Soziale Interaktion mit Selbstaufmerksamkeit und Sicherheitsverhalten:

Bitte versuchen Sie,
- Ihre Aufmerksamkeit so stark wie möglich *auf sich selbst* zu konzentrieren und auf Ihre Vorstellungen/Ihr Gefühl, wie Sie auf andere wirken;
- Ihr Sicherheitsverhalten ... (für diese Situation relevante Verhaltensweisen nennen, insbesondere die, die Selbstaufmerksamkeit erhöhen) durchzuführen.

2. Soziale Interaktion mit Aufmerksamkeit nach außen und ohne Sicherheitsverhalten:

Versuchen Sie nun,

- Ihre Aufmerksamkeit so stark wie möglich *nach außen* zu richten, d.h. ... (konkretisieren, z.B. sich ganz auf den Inhalt der Unterhaltung zu konzentrieren);
- nicht daran zu denken oder zu überprüfen, welchen Eindruck Sie machen; sondern sich ganz auf das zu konzentrieren, was Ihr Gesprächspartner sagt („vertiefen Sie sich ganz in das Gespräch");
- kein Sicherheitsverhalten durchzuführen, d.h. ... (konkrete Verhaltensweisen vorschlagen, die *gezeigt* werden sollten, z.B. den Gesprächspartner anzuschauen).

4. Vergleich der Einschätzungen der sozialen Situationen mit und ohne Selbstaufmerksamkeit und Sicherheitsverhalten

Schlussfolgerung: Selbstaufmerksamkeit und Sicherheitsverhalten nicht hilfreich

Mit externer Aufmerksamkeit und Reduktion des Sicherheitsverhaltens im Alltag experimentieren

Beim Vergleich der Einschätzungen wird zunächst herausgearbeitet, dass entgegen der Erwartung des Patienten die Angst nicht reduziert war, wenn er das Sicherheitsverhalten durchführte und seine Aufmerksamkeit nach innen richtete. Das Gespräch wurde auch als weniger angenehm erlebt, wenn die Aufmerksamkeit auf sich selbst gerichtet war und der Patient Sicherheitsverhalten einsetzte. Der Therapeut motiviert den Patienten dazu, in der folgenden Woche damit zu experimentieren, seine Aufmerksamkeit in kritischen Situationen nach außen zu richten und das Sicherheitsverhalten aufzugeben. Dies sollte möglichst täglich, mindestens aber mehrmals wöchentlich geschehen. Das Protokoll zu Verhaltensexperimenten (vgl. Anhang, S. 119) wird verwendet, um die Ergebnisse festzuhalten. Da die Lenkung der Aufmerksamkeit nach außen ungewohnt für den Patienten ist, wird er aufgefordert, dies in der nächsten Woche zunächst in nicht sozialen Situationen zu üben. Ein zusätzliches Aufmerksamkeitstraining ist oft sinnvoll, wenn dies dem Patienten schwerfällt (vgl. Kapitel 4.3.3).

Des Weiteren wird besprochen, in welchem Maße der Eindruck, den der Patient auf die Interaktionspartner zu machen glaubt, seine Einschätzungen zu sichtbaren Körpersymptomen (z.B. „Rot werden") und die vermuteten Bewertungen durch andere (z.B. „Andere finden mich langweilig") mit einer Reduktion oder Erhöhung seiner Angst variierten. Dies führt zur gemeinsamen Schlussfolgerung, dass der Patient seine Gefühle als Hinweis darauf verwendet, wie andere ihn einschätzen. Das ist eine neue Idee für Patienten, die deutlich herausgearbeitet werden muss. Hieran anknüpfend, wirft der Therapeut die Frage auf, ob Gefühle eine gute Informationsquelle sind.

5. Einschätzungen durch die Interaktionspartner

Die Interaktionspartner werden ebenfalls im Anschluss an die letzte Interaktion gebeten, den Patienten bezüglich der relevanten Aspekte für jede der beiden Interaktionen auf der gleichen Skala wie der Patient einzuschätzen. Diese Einschätzungen werden in der nächsten Sitzung zurückgemeldet. Es empfiehlt sich, bei den Einschätzungen zunächst mit offenen Fragen zu beginnen, dann die Befürchtungen des Patienten explizit zu formulieren (z. B.: „Wie fanden Sie das Gespräch?“, „Was ist Ihnen bei Ihrem Gesprächspartner aufgefallen“) und anschließend spezifischer nachzufragen (z. B. „Fanden Sie, Ihr Gesprächspartner ist rot geworden?“, „Sind Ihnen lange Pausen aufgefallen? Wenn ja, was bedeutete das für Sie?“).

Fallbeispiel: Experiment zum Sicherheitsverhalten

Die Patientin (vgl. auch S. 46) befürchtete, in sozialen Situationen zu erröten und von anderen als unsicher wirkend und unattraktiv wahrgenommen zu werden. Um zu verhindern, dass dieser Eindruck bei anderen entsteht, trug sie die Haare meist offen und so, dass ihr Gesicht im „Notfall“ etwas verdeckt war. Außerdem trug sie Schals und Tücher, um rote Flecken am Hals und Dekolleté zu kaschieren. Wenn sie bemerkte, dass ihr Gesicht bei einer Unterhaltung heiß wurde, schaute sie zu Boden und versuchte, das Gespräch unter einem Vorwand zu beenden oder die Aufmerksamkeit von sich wegzulenken.

Im Experiment zu Selbstaufmerksamkeit und Sicherheitsverhalten führte die Patientin mit einer Kollegin der Therapeutin ein Gespräch über ihren letzten Urlaub. Während der ersten Unterhaltung versuchte sie dabei, einen guten Eindruck zu machen, darauf zu achten, ob sie errötet, und das Erröten zu kaschieren. Im Anschluss daran schätzte sie ihre Angstintensität ein sowie die Sichtbarkeit des Errötens und wie angenehm sie das Gespräch empfunden hat. Dann wurde erneut ein Gespräch geführt. Dieses Mal sollte die Patientin auf den Inhalt des Gesprächs achten und nicht darauf, welchen Eindruck sie macht. Die Haare sollte sie sich etwas aus dem Gesicht kämmen und ein mögliches Erröten nicht versuchen zu kaschieren. Im Anschluss daran gab sie erneut die Einschätzungen ab. Die Patientin stellte fest, dass sie bei dem zweiten Rollenspiel weniger Angst erlebte (vgl. Abbildung 3) und das Gespräch angenehmer fand. Sie führte dies allerdings darauf zurück, dass sie die Gesprächspartnerin bereits kannte und sich an die Situation gewöhnt habe.

Deshalb wurde noch ein drittes Rollenspiel durchgeführt, in dem sie ihre Aufmerksamkeit wieder darauf lenkte, zu beobachten, ob sie errötet und wie ihre Gesprächspartnerin dann auf sie reagiert. Die Ergebnisse sind im Protokoll in Abbildung 3 festgehalten. Die freien Spalten werden in der darauffolgenden Sitzung ausgefüllt. Die Gesprächspartnerin wurde im Anschluss an die drei Gespräche um eine Rückmeldung gebeten, welchen Gesamteindruck die Patientin auf sie gemacht hat und wie angenehm die Unterhaltung war, jeweils getrennt für das erste, zweite und dritte Gespräch. Auch wurde sie gefragt, ob ihr etwas am Verhalten oder Erscheinen der Patientin aufgefallen war. Schließlich wurde sie auch noch spezielle danach gefragt, ob ihr das Erröten aufgefallen war.

	1. Interaktion SA/SV +		2. Interaktion SA/SV –		3. Interaktion SA/SV +	
Selbstaufmerksamkeit	9		6		8	
Sicherheitsverhalten *(= Haare ins Gesicht kämmen und eher zu Boden blicken)*	9		4		7	
Anspannung	9		4		6	
Symptom *(= Erröten)*	7		3		6	
Erscheinungsbild *(„unsicher")*	8		3		4	
Gespräch als angenehm empfunden	3		7		4	

Abbildung 3: Fallbeispiel – ausgefülltes Protokoll zum Rollenspiel „Selbstaufmerksamkeit und Sicherheitsverhalten"

Die erhöhte Selbstaufmerksamkeit und das Sicherheitsverhalten im dritten Rollenspiel führten wieder zu stärkerer Angst und das Gespräch wurde von der Patientin als weniger angenehm empfunden. Die Patientin zog daraus die Schlussfolgerung, dass eine Konzentration auf die Situation hilfreich sein kann und die Konzentration auf die Gesichtswärme ihre Angst nicht reduziert. Im gemeinsamen Gespräch mit der Therapeutin wurde erarbeitet, dass die Patientin sich bei ihrer Einschätzung des Errötens von ihren Gefühlen leiten ließ. Bei stärkerer Angst schätzte sie die Sichtbarkeit des Errötens höher ein und glaubte eher, auf ihr Gegenüber unsicher zu wirken.

Merke: Schlussfolgerungen aus dem Experiment zu Selbstaufmerksamkeit und Sicherheitsverhalten

1. Selbstaufmerksamkeit und Sicherheitsverhalten helfen nicht, die Angst zu reduzieren (oder verstärken sogar die Angst).
2. Das Gefühl von Angst geht mit der Annahme einher, ängstlicher zu wirken. Offenbar wird aus dem Gefühl der Angst die Schlussfolgerung gezogen, auf andere auch tatsächlich ängstlich zu wirken.

Als Hausaufgabe wird der Patient aufgefordert, zu probieren, seine Aufmerksamkeit nach außen zu lenken und Sicherheitsverhalten aufzugeben.

6. Mögliche Schwierigkeiten

Es können eine Reihe von Schwierigkeiten in dieser Sitzung auftreten:

- *Der Patient führt die reduzierte Angst in der zweiten sozialen Situation auf Gewöhnungseffekte zurück, statt auf die Manipulation des Sicherheitsverhaltens und der Aufmerksamkeit.* Daher ist es wichtig, dass Patient und Therapeut zunächst erfassen, wie stark es dem Patienten gelungen ist, das Sicherheitsverhalten bzw. die Selbstaufmerksamkeit zu reduzieren. In diesem Fall sollte die soziale Situation noch einmal wie beim ersten Rollenspiel durchgeführt werden. Die Richtung der Aufmerksamkeit sollte auf die eigene Person gelenkt und mit allen Sicherheitsverhaltensweisen durchgeführt werden (siehe Fallbeispiel auf S. 55).
- *Der Patient erlebt zu geringe oder keine Angst.* Eine mögliche Ursache ist, dass zentrale Überzeugungen oder Sicherheitsverhalten noch nicht erkannt wurden. Aufmerksamkeitsprozesse und Sicherheitsverhalten sind automatisiert und daher dem Bewusstsein schwer zugänglich. Die Situation kann zum Anlass genommen werden, solche Prozesse zu explorieren.
- *Der Patient kann seine Selbstaufmerksamkeit nicht reduzieren.* In diesen Fällen kann ein Aufmerksamkeitstraining sinnvoll sein (vgl. Kapitel 4.3.3).
- *Es fällt dem Patienten schwer, Sicherheitsverhalten in sozialen Situationen aufzugeben.* In diesem Fall kann es hilfreich sein, zunächst Übungen mit dem Therapeuten durchzuführen, um eine Verringerung des Sicherheitsverhaltens zu trainieren.
- *Eine Ursache für Probleme in der Veränderung von Selbstaufmerksamkeit und Sicherheitsverhalten kann auch in einer übermäßig starken Angst liegen.* Hier kann der Therapeut versuchen, das Gespräch mitzugestalten und ein Thema auszuwählen, das dem Patienten liegt.

4.3.2 Erstes Videofeedback: Selbsteindruck ist zu negativ

Ziel der Sitzung. Nachdem der Patient verstanden hat, dass er seine Gefühle und Körperempfindungen als Hinweis darauf benutzt, welchen Eindruck er auf andere Menschen macht, geht es nun darum, festzustellen, dass seine Selbstwahrnehmung verzerrt ist und er einen besseren Eindruck auf andere macht als in seiner Vorstellung (zum genauen Vorgehen siehe Warnock-Parkes et al., im Druck). Die bisher verwendeten inneren Informationsquellen sind also irreführend. Sie verursachen eine Unterschätzung der positiven Wirkung des Patienten auf andere, sowie eine Überschätzung der Sichtbarkeit der Angstsymptome.

Vergleich von Selbst- und Fremdeinschätzungen. Zunächst werden die Ratings der Interaktionspartner aus der letzten Sitzung mit denen des Patienten verglichen. Dies zeigt üblicherweise, dass die Interaktionspartner den Patienten positiver beurteilten, als er erwartet hatte, und dass sie die Angstsymptome nicht/kaum wahrgenommen haben. Weiterhin zeigen die Einschätzungen der Interaktionspartner üblicherweise weniger Unterschiede zwischen den Bedingungen mit und ohne Sicherheitsverhalten als die des Patienten (der Patient wird darin erinnert, dass die Interaktionspartner nicht wussten, dass er sich gezielt anders verhalten hat). Beides zeigt, dass die Gefühle und Körperempfindungen des Patienten unzuverlässige Hinweise darauf sind, was andere wahrnehmen. Da Patienten die Einschätzungen der Interaktionspartner teilweise abwerten („Sie wollten nur nett sein, … ich tat ihnen leid, … sie haben nicht ihre ehrliche Meinung gesagt"), ist es notwendig, eine objektive Rückmeldung durch Videofeedback zu geben.

Vorbereitung des Videofeedbacks. Ein Videofeedback muss sorgfältig mit dem Patienten vorbereitet werden, damit er sich nicht verzerrt wahrnimmt. Es ist wichtig, dass sich der Patient wie ein objektiver Beobachter beurteilt und nicht die Erinnerungen, wie er sich gefühlt hat, in die Beurteilung einbezieht. Daher ist eine Reihe von vorbereitenden Schritten nötig:

- Zunächst bittet der Therapeut den Patienten, sich vor seinem inneren Auge vorzustellen, wie er bei der aufgenommenen sozialen Interaktion gewirkt hat. Die Erwartung über das, was der Patient gleich im Video sehen wird, wird aufgeschrieben (z. B.: „Ich werde völlig unsicher aussehen und mit einer piepsigen Stimme reden").
- Wenn möglich, demonstriert der Patient die auf dem Video erwarteten sichtbaren Symptome (z. B. er zeigt, wie stark er zitterte; deutet auf einer Farbskala, wie rot er wurde; macht vor, wie die lange Gesprächspausen dauerten). Dies wird auf Video aufgenommen, sodass die beiden Videoaufnahmen später objektiv miteinander verglichen werden können.

Sich wie eine fremde Person betrachten

- Dann betont der Therapeut, wie wichtig es ist, dass sich der Patient auf dem Video „wie eine fremde Person" betrachtet, und dass er seine Beurteilung nur danach abgibt, was auf dem Video zu sehen und zu hören ist (und nicht, wie er sich bei der Unterhaltung oder jetzt fühlt). Er wird explizit darauf hingewiesen, seine eigenen Gefühle bei der Beurteilung außer Acht zu lassen.

Videofeedback. Anschließend werden die Videoaufnahmen des Experiments zum Sicherheitsverhalten aus der letzten Sitzung vorgespielt. Um einen direkten Vergleich von subjektiver Einschätzung und „objektivem" Eindruck zu ermöglichen, beurteilt sich der Patient aus der Sicht eines objektiven Beurteilers auf den gleichen Skalen, die in der letzten Sitzung für die Selbsteinschätzung verwendet worden sind. Alle Einschätzungen werden in eine gemeinsame Tabelle eingetragen (vgl. Abbildung 3 und 4). Die Aufnahme aus der letzten Sitzung wird verglichen mit der Aufnahme, bei der der Patient das erwartete sichtbare Symptom demonstriert (z. B. das tatsächlich Erröten mit der Videoaufnahme des erwarteten Rottons auf der Farbskala).

Eindruck auf Video positiver als erwartet

Schlussfolgerungen. Anschließend besprechen Therapeut und Patient die Schlussfolgerungen aus dem Videofeedback. Dies zeigt, dass die Einschätzungen auf Grundlage der „objektiveren" Videoaufnahmen günstiger sind,

	1. Interaktion mit SA/SV		2. Interaktion ohne SA/SV		3. Interaktion mit SA/SV	
	subjektiv	Video	subjektiv	Video	subjektiv	Video
Selbstaufmerksamkeit	9		6		8	
Sicherheitsverhalten *(= Haare ins Gesicht kämmen und eher zu Boden blicken)*	9		4		7	
Anspannung	9	6	4	3	7	4
Symptom *(= Erröten)*	7	1	3	0	6	0
Erscheinungsbild *(„unsicher")*	5	3	3	2	4	2

Abbildung 4: Fallbeispiel – ausgefülltes Protokoll zum Videofeedback

als die Selbsteinschätzung unmittelbar nach den Rollenspielen. In dieser Phase ist es besonders wichtig, dass der Therapeut nach dem Prinzip des *geleiteten Entdeckens* vorgeht und es dem Patienten ermöglicht, seine eigenen Schlussfolgerungen zu ziehen. Durch Sokratische Fragen führt der Therapeut zu den Schlussfolgerungen und fasst sie danach explizit zusammen:

Schlussfolgerung: Gefühle können trügen

1. Gefühle und Körperempfindungen als Evidenz für die Wirkung auf andere sind oft irreführend („Das Gefühl, rot anzulaufen, ist irreführend", „Pausen in Gesprächen kommen einem viel länger und auffälliger vor, als sie in Wirklichkeit sind").
2. Die Sichtbarkeit der Angstsymptome wird überschätzt.

Teilweise wird im Video auch deutlich, dass das Sicherheitsverhalten wesentlich auffälliger und negativer wirkt als die Symptome, die es reduzieren soll (z. B. Bedecken des Gesichts mit den Händen, um Erröten zu verstecken; Nuscheln und schnelles Sprechen, um nicht langweilig zu wirken). Diese Erkenntnis kann genutzt werden, um die Motivation des Patienten zu erhöhen, das Sicherheitsverhalten aufzugeben.

Mögliche Probleme. Ein mögliches Problem beim Videofeedback besteht darin, dass Patienten die Gültigkeit der Aufnahme in Bezug auf die technische Exaktheit der Wiedergabe bezweifeln. Beispielsweise könnten Sie einwenden, dass die Aufnahmen zu dunkel sind, um das Erröten zu erfassen, oder dass die Kamera nicht nahe genug herangezoomt hat, um das Zittern zu zeigen. Hier ist der Vergleich der Aufnahme aus dem Experiment zum Sicherheitsverhalten und der Aufnahme, bei der der Patient das erwartete sichtbare Symptom demonstriert, besonders hilfreich. Wenn diese Einwände nicht schon bei den Aufnahmen vorweggenommen wurden, sind weitere Verhaltensexperimente sinnvoll, in denen diese Aspekte berücksichtigt werden.

Als Hausaufgabe soll der Patient sich jedesmal, wenn seine negativen Vorstellungsbilder auftreten, daran erinnern, wie er auf der Videoaufnahme ausgesehen hat.

4.3.3 Aufmerksamkeitstraining

Nachdem die Patienten erfahren haben, dass ihre Selbstaufmerksamkeit ihnen bisher irreführende Eindrücke darüber geliefert hat, wie sie auf andere in soziale Situationen wirken, geht es darum, in Verhaltensexperimenten herauszufinden, wie gut die sozialphobischen Überzeugungen mit der Realität übereinstimmen. Dies setzt voraus, dass sie ihre Aufmerksamkeit gezielt auf die soziale Situation statt wie bisher auf sich selbst richten, um beobachten zu können, ob die erwarteten Reaktionen anderer eintritt (vgl. Kapitel 4.4). Wenn die sozialphobischen Überzeugungen im Laufe der Therapie durch Verhaltensexperimente und weitere Methoden entkräftet sind, lernen sie schließlich im Laufe der Therapie, sich ganz auf die sozialen Situation zu konzentrieren (sich in der Situation zu verlieren), ohne sie zu bewerten. Das heißt, sich zum Beispiel bei Gesprächen so weit wie möglich auf die Inhalte der Unterhaltung und die Meinung seines Gesprächspartners etc. zu konzentrieren (nicht bewertende Aufmerksamkeit nach außen).

Das Hinwenden der Aufmerksamkeit auf die soziale Situation fällt Patienten zunächst schwer, weil ihre Aufmerksamkeitsprozesse stark automatisiert sind. Ein Aufmerksamkeitstraining zur nicht bewertenden Aufmerksamkeit nach außen ist hilfreich, um die bisherigen Muster zu modifizieren und wird parallel zu den ersten Verhaltensexperimenten durchgeführt.

Das Aufmerksamkeitstraining kann in einer Doppelstunde erfolgen und dient als Vorlage für weitere Übungen als Hausaufgaben. Fortschritte werden dann im Verlauf der Therapie beobachtet und besprochen. Es empfiehlt sich eine Metapher bei der Einführung des Aufmerksamkeitstrainings zu wählen, um den Trainingscharakter noch zu verdeutlichen (z. B.: „Wenn man Muskeln aufbauen möchte, ist ein konsequentes Training auch wichtig"). Hat der Patient in späteren Sitzungen Schwierigkeiten mit der Aufmerksamkeitslenkung, kann das Aufmerksamkeitstraining wiederholt werden.

Da der Patient während des Aufmerksamkeitstrainings angespannt sein kann, sind bestimmte erleichternde Maßnahmen von Seiten des Therapeuten empfehlenswert:

- Der Therapeut sollte den Patienten möglichst nicht beobachten. Indem der Therapeut die Übungen gemeinsam mit dem Patienten durchführt, erleichtert er es dem Patienten, seine Aufmerksamkeit nach außen zu richten.
- Die Sitzposition kann ebenfalls verändert werden. So ist es für den Patienten einfacher, wenn der Therapeut ihm nicht gegenüber sitzt, sondern seitlich von ihm.

- Wenn sich Übungen auf akustische Eindrücke beziehen, sollte der Patient die Augen schließen, um sich ganz auf die Wahrnehmung der Geräusche konzentrieren zu können. Der Therapeut sollte es ihm gleichtun.

Das Aufmerksamkeitstraining besteht aus drei Übungsteilen, die aufeinander aufbauen. Sie sind in Tabelle 4 aufgeführt.

Tabelle 4: Aufmerksamkeitstraining

Übungsteil	Aufgabe
Übungsteil 1	Wahrnehmen von Geräuschen
	Wahrnehmen von Farben
	Wahrnehmen von Licht und Schatten
Übungsteil 2	Aufmerksamkeit zwischen verschiedenen Geräuschen hin und her wechseln
Übungsteil 3	Aufmerksamkeit nach außen lenken während einer sozialen Interaktion

Im Folgenden werden die Übungsteile genauer beschrieben:

- *Übungsschritt 1: Wahrnehmen und sich verlieren in Geräuschen, Farben und Licht und Schatten.* Das Ziel dieses Übungsteils ist es, dass Patienten erlernen, ihre Aufmerksamkeit weg von sich selbst und hin auf äußere Eindrücke zu lenken. Der Kontrast zwischen der Aufmerksamkeitslenkung zunächst nach innen und anschließend nach außen soll den Unterschied in der Wahrnehmung von Angst- und Spannungszuständen verdeutlichen. Die Übung beginnt, indem der Patient gebeten wird, zunächst einige Minuten auf sich selbst, Körperwahrnehmungen und aktuelle Sorgen zu achten. Eine geeignete Instruktion ist:

  > „Wenn Sie jetzt einmal darüber nachdenken, welche sozialen Ereignisse Ihnen in nächster Zeit bevorstehen, was geht Ihnen da durch den Kopf. Achten Sie einmal auf Ihr Gefühl, wenn Sie an die bevorstehende Situation denken."

  Danach bittet der Therapeut den Patienten, seine Anspannung, den Grad der Aufmerksamkeitslenkung nach innen sowie die Wahrnehmung seiner Umgebung (bedrohlich vs. nicht bedrohlich) auf einer Skala von 0 bis 10 einzuschätzen. Nun bittet der Therapeut den Patienten, seine Aufmerksamkeit weg von sich selbst und auf alle Geräusche um ihn herum zu richten. Der Therapeut kann dabei ein Fenster öffnen oder eine Musik-CD vorspielen. Der Patient wird angeleitet, sich voll und ganz auf die Geräusche zu konzentrieren und sich in ihnen „zu verlieren". Dabei kann er auch die verschiedenen Geräusche zählen. Anschließend bittet der Therapeut den Patienten, auf jedes Geräusch im Einzelnen zu achten und mögliche Besonderheiten dabei wahrzunehmen. Wenn ein Geräusch ausreichend exploriert wurde, soll der Patient zum nächsten Geräusch übergehen. Eine Anleitung kann sein:

> „Achten Sie auf alle Geräusche um Sie herum, sowohl im Therapieraum – vielleicht hören Sie … *(z. B. den Computer)* … und … *(z. B. das Ticken der Uhr)* – als auch auf Geräusche außerhalb des Raumes … *(z. B. Straßengeräusche)*. Wenn Passanten vorbeigehen, was sagen sie, wie hört sich das an? Schließen Sie die Augen, um sich besser auf die verschiedenen Geräusche konzentrieren zu können. Achten Sie auf so viele Geräusche wie möglich, vielleicht können Sie sie auch zählen? Wandern Sie mit Ihrer Aufmerksamkeit von einem Geräusch zum nächsten und nehmen Sie jedes im Detail auf …"

Zum Ende dieses Übungsteils wird der Patient wieder gebeten, seine Anspannung, den Grad der Aufmerksamkeitslenkung nach außen und die Wahrnehmung seiner Umgebung einzuschätzen. Die beiden Einschätzungen werden nun verglichen und die Schlussfolgerungen besprochen. Nachdem Patienten ihre Aufmerksamkeit auf Geräusche gerichtet haben, können sie die gleiche Übung mit Farben (z. B. Farben im Teppich oder an den Wänden, Bilder, Bücher im Therapieraum etc.) sowie Licht und Schatteneindrücken (Reflexionen auf Buchdeckeln, Gläsern, Metalle etc.) durchführen.

- *Übungsschritt 2: Wechsel der Aufmerksamkeit zwischen verschiedenen Geräuschen.* Damit Patienten die Fähigkeit, ihre Aufmerksamkeit nach außen zu lenken, weiter vertiefen, ist es wichtig, dass sie trainieren, die Aufmerksamkeit zwischen der Wahrnehmung verschiedener Geräuschen zu wechseln. Als Vorbereitung sollte der Therapeut eine Musik-CD bereithalten. Eine mögliche Instruktion zum zweiten Übungsschritt ist:

> „Wir versuchen nun, die Aufmerksamkeit zwischen verschiedenen Geräuschen hin und her zu wechseln und dabei immer auf ein Geräusch im Besonderen zu achten. Ich spiele Ihnen ein Musikstück vor und Sie achten bitte auf ein Instrument. Versuchen Sie, alle Besonderheiten dieses Instrumentes wahrzunehmen. Wenn Sie feststellen, dass Sie mit der Aufmerksamkeit auch bei anderen Geräuschen und Instrumenten sind, dann bringen Sie sie behutsam wieder zurück. Wenn Sie nun das erste Instrument in jeder Einzelheit erkundet haben, wenden Sie Ihre Aufmerksamkeit auf ein anderes Instrument und ‚verlieren' Sie sich in ihm."

Wenn der Patient auf verschiedene Geräusche im Einzelnen geachtet hat, bittet der Therapeut ihn, nun noch einmal auf alle Geräusche gleichzeitig zu achten und die Aufmerksamkeit völlig nach außen auf die Geräusche zu richten.

- *Übungsschritt 3: Lenkung der Aufmerksamkeit nach außen während einer sozialen Interaktion.* Im dritten Übungsschritt hat der Patient die Aufgabe,

seine Aufmerksamkeit nach außen zu lenken, während der Therapeut eine Geschichte vorliest. Dabei soll er versuchen, seine Aufmerksamkeit auf ein Signal des Therapeuten (z. B. Klopfen mit einem Stift) weg von sich selbst und auf die Geschichte, und bei einem weiteren Signal wieder auf sich selbst zu lenken. Diese Übung ist deutlich schwieriger und bereitet den Patienten auf die Aufmerksamkeitslenkung in sozialen Interaktionen vor.
Als Hausaufgabe versucht der Patient in verschiedenen Situationen, seine Aufmerksamkeit nach außen (auf Geräusche, Farben etc.) zu lenken und nicht darauf, wie er sich fühlt und auf andere wirkt.

4.4 Überprüfen der negativen Überzeugungen und Entwicklung eines realistischeren Eindrucks des „sichtbaren Selbst" im weiteren Verlauf der Therapie

Der erste Teil der Therapie (vgl. Kapitel 4.2 und Kapitel 4.3) vermittelt Patienten die Erfahrung, dass Selbstaufmerksamkeit und Sicherheitsverhalten nicht helfen, die Angst in problematischen Situationen zu überwinden. Darüber hinaus ist das tatsächliche Aussehen nicht so negativ, wie es Gefühle und Vorstellungen über das eigene Erscheinungsbild nahelegen.

Im weiteren Verlauf der Therapie wird der Patient nun angeleitet, auf diesen Erfahrungen aufzubauen und seine negativen Überzeugungen über seine Wirkung auf andere in verschiedenen sozialen Situationen systematisch zu überprüfen. Dies geschieht erfahrungsgeleitet mit Hilfe von Verhaltensexperimenten. Diese werden zunächst in der Therapiesitzung (mit Hilfspersonen im therapeutischen Setting und durch Aufsuchen öffentlicher Orte gemeinsam mit dem Therapeuten) und als Hausaufgaben durchgeführt. Methoden der kognitiven Umstrukturierung und Imaginationstechniken ergänzen die Verhaltensexperimente. Diese Techniken werden im Folgenden einzeln beschrieben, in der Therapie aber in flexibler Weise miteinander kombiniert, um die negativen Überzeugungen zu hinterfragen und ihre Übereinstimmung mit der Realität zu überprüfen. Damit Verhaltensexperimente erfolgreich sein können, ist es wichtig, dass die Patienten ihren Aufmerksamkeitsfokus auf die soziale Interaktion richten können. Deshalb wird parallel zu den ersten Verhaltensexperimenten ein Aufmerksamkeitstraining (vgl. Kapitel 4.3.3) durchgeführt.

In ersten Verhaltensexperimenten werden die Patienten ermutigt, soziale Situationen aufzusuchen, ohne ihr Sicherheitsverhalten einzusetzen und ihre Aufmerksamkeit nach außen zu richten, um zu sehen, ob ihre Vorhersagen wirklich zutreffen. Dabei ist es entscheidend, dass Patienten sich nicht einfach wie bisher in angstbesetzte Situationen begeben und diese „durchstehen". Es geht darum, in Verhaltensexperimenten gezielte Beobachtungen anzustellen, ob die erwarteten Reaktionen eintreten. Indem Patienten in einem ersten Schritt ihr Sicherheitsverhalten unterlassen und den Aufmerksamkeitsfokus nach außen richten, erfahren sie, dass die vorhergesagten Reaktionen nicht oder viel seltener eintreten als angenommen. Außerdem können sie die Erfahrung machen, dass die Gesprächspartner oftmals sehr positiv reagieren, wenn sich das Sicherheitsverhalten nicht störend auf die Interaktion auswirkt. Diese ersten Experimente sind ein guter Start, um kontinuierlich das Sicherheitsverhalten abzulegen und weitere Belege darüber zu sammeln, wie Patienten wirklich nach außen wirken. Einmal eingeführt, sollten Verhaltensexperimente in beinahe jeder Therapiesitzung eingesetzt, geplant oder besprochen werden und die Patienten sollten weitere Verhaltensexperimente selbstständig zwischen den Sitzungen durchführen. Dieses erfahrungsgeleitete Vorgehen ist weitaus effektiver und einleuchtender für Patienten als „abstrakte" Diskussionen über den möglichen Ausgang einer Situation.

Lernen durch neue Erfahrungen

Diese ersten Verhaltensexperimente reichen im Allgemeinen nicht aus, um die negativen Überzeugungen völlig zu widerlegen, und die Patienten bleiben in ihrem Verhaltensrepertoire meist noch eingeschränkt. Im weiteren Verlauf der Therapie werden deswegen Verhaltensexperimente durchgeführt, bei denen der Patient gezielt sichtbare Körpersymptome oder Verhaltensweisen zeigt oder simuliert (z. B. absichtlich so stark zittern, dass das Getränk verschüttet wird; die Achselhöhlen und das Gesicht mit Wasser befeuchten, um Schwitzen zu simulieren; beim Sprechen absichtlich stottern oder Pausen machen), um seine Überzeugung darüber zu prüfen, wie andere reagieren werden. Hier kann es sehr hilfreich sein, wenn zunächst der Therapeut die Verhaltensexperimente durchführt, während der Patient die Reaktionen der anderen beobachtet.

Kritisches Verhalten oder Körpersymptome gezielt zeigen

Fortschritte sollten durch geeignete Ratingskalen und Fragebögen überprüft werden. So sollte der Patient regelmäßig den „Fragebogen zu sozialphobischen Kognitionen (SPK)" (vgl. Anhang, S. 118) ausfüllen, um dem Therapeuten Rückmeldung über Veränderungen und bestehende Überzeugungen zu geben. Überzeugungen, die nach wie vor als zutreffend eingeschätzt werden, sollten in nachfolgenden Verhaltensexperimenten gezielt bearbeitet werden. Auch sollte in der Mitte der Therapie erneut ein Fragebogen zur Vermeidung sozialer Situationen wie die Liebowitz-Soziale-Angst-Skala ausgefüllt werden, um festzustellen, in welchen Bereichen weiterhin Schwierigkeiten bestehen, und um zu explorieren, welche Befürchtungen den Patienten weiter davon abhalten, diese Situationen aufzusuchen. Eine Zwischenbilanz bezüglich der noch vermiedenen Situationen hilft, nicht nur Vermeidungstendenzen, sondern auch verbleibende Muster sozialphobischer Überzeugungen zu erkennen. Ein guter Zeitpunkt für die Zwischenbilanz ist die Mitte der Therapie, da der Patient bereits erste Verhaltensexperimente erfolgreich bewältigt hat und eine gute Motivation besteht, weitere Verhaltensexperimente mit erhöhter Schwierigkeit durchzuführen. Eine zusätzliche Orientierungshilfe für die fortlaufende Bilanzierung der Therapiefortschritte bietet das „Arbeitsblatt: Kognitives Modell" (vgl. Anhang, S. 121).

Fragebögen zur Zwischenbilanz einsetzen

4.4.1 Verhaltensexperimente

Verhaltensexperimente stellen das zentrale therapeutische Instrument zur Überprüfung der negativen Gedanken und Überzeugungen des Patienten in sozialen Situationen dar. Sie werden zusammen mit verschiedenen Methoden der kognitiven Umstrukturierung (z. B. Sokratischer Dialog, Umfragen) eingesetzt. Die Verhaltensexperimente beginnen im Allgemeinen im therapeutischen Setting unter Hinzubitten von Interaktionspartnern und werden auf Video aufgenommen, um ein „objektives" Feedback anhand der Aufnahmen zu ermöglichen. Anschließend werden In-vivo-Experimente in Begleitung des Therapeuten und im zunehmenden Maße vom Patienten allein als Hausaufgabe durchgeführt. Im Verlauf der Therapie müssen alle negativen Gedanken und Überzeugungen des Patienten, die die Soziale Phobie aufrechterhalten, mit entsprechenden Experimenten überprüft werden.

In den folgenden Kapiteln wird zunächst ein Beispiel für ein Verhaltensexperiment gegeben (vgl. Kapitel 4.4.1.1), das Grundprinzip des Vorgehens Schritt für Schritt erklärt (vgl. Kapitel 4.4.1.2) und schließlich auf die Planung von Verhaltensexperimenten (vgl. Kapitel 4.4.1.3) eingegangen.

4.4.1.1 Beispiel für ein Verhaltensexperiment

Patienten haben oft das Gefühl, von anderen angestarrt zu werden, wenn sie in einer öffentlichen Situation stehen, ohne etwas zu tun zu haben. Wenn dies auf den Patienten zutrifft, eignet sich das folgende Experiment im Sinne des erfahrungsgeleiteten Lernens gut, um die Prinzipien von Verhaltensexperimenten zu demonstrieren und den Patienten zu motivieren, weitere Experimente durchzuführen. Um zu überprüfen, ob die Vorhersage, angestarrt zu werden, tatsächlich zutrifft, suchen Therapeut und Patient eine belebte Umgebung auf (z. B. belebte Einkaufsstraße, Bahnsteig etc.) und bleiben dann kurz einen Moment stehen, schauen auf den Boden und richten dabei die Aufmerksamkeit auf sich. Das wird mit großer Wahrscheinlichkeit beim Patienten das Gefühl erzeugen, von anderen angestarrt zu werden und im Zentrum der Aufmerksamkeit anderer Menschen zu stehen. Der Patient wird dann gebeten, eine Schätzung abzugeben, wie viele Leute ihn anstarren und wie überzeugt er von der Vorhersage ist (von 0 % bis 100 %). Die Vorhersage wird im Verhaltensexperiment-Protokollblatt schriftlich fixiert. Anschließend wird der Patient gebeten, wieder nach oben zu schauen und seine Vorhersage zu überprüfen.

Das Ergebnis des Verhaltensexperimentes wird besprochen und in einem Protokollblatt (vgl. Abbildung 5) zusammengefasst. Was hat der Patient bemerkt? Sind seine Vorhersagen eingetreten? Hierbei ist genau zu besprechen, inwieweit die ursprüngliche Vorhersage eingetreten ist (hier: anstarren). Hat der Patient beispielsweise wahrgenommen, dass andere Leute in seine Richtung schauen, sollten mögliche Gründe diskutiert werden. Haben andere Personen nur geschaut oder haben sie ihn angestarrt? Hat jemand

Situation	Vorhersage	Experiment	Ergebnis	Erfahrung
Im Lehrer-zimmer	Wenn ich sage, was mir in den Kopf kommt, denken die anderen, ich bin dumm 50%	Einfach sagen, was mir in den Kopf kommt und die anderen genau beobachten. Meine Aufmerksamkeit nicht auf mich selbst richten, das gibt mir nur irreführende Informationen und ich kann nicht sehen, wie die anderen reagieren.	Habe das gemacht und die anderen beobachtet. Eine Kollegin zeigte Interesse an mir und wir haben uns unterhalten, es schien ihr zu gefallen.	Andere akzeptieren mich mehr, als ich bisher gedacht habe 70%.

Abbildung 5a: Beispiel für ein Verhaltensexperiment – ausgefülltes Protokollblatt

Situation	Vorhersage	Experiment	Ergebnis	Erfahrung
Café in einer Einkaufsstraße mit vielen Menschen aufsuchen	Wenn ich in einem Café einen Kaffee trinke, dann werde ich zittern. Andere Personen werden das beobachten und denken, ich bin ein psychisch kranker Alkoholiker. Überzeugung: 90 %	1. Ich betrete das Café und setze mich in die Mitte des Raumes. 2. Ich bestelle einen Kaffee und zittere bewusst, sodass andere dies sehen müssten. 3. Ich achte auf Anzeichen für eine negative Bewertung (Anstarren, abweisender Gesichtsausdruck, Lächeln).	Niemand hat mich wirklich angestarrt. Eine Person hat in meine Richtung geschaut, aber gleich wieder weggeschaut und weder gelächelt noch sonst ein Anzeichen für Peinlichkeit gezeigt.	Obwohl andere mein Zittern gesehen haben müssten, haben sie sich keine Gedanken darüber gemacht. Mein Gefühl, dass andere mein Zittern peinlich finden, kann irreführend sein. Überzeugung, dass andere mich anstarren und denken, ich bin ein psychisch kranker Alkoholiker: 20 %.

Abbildung 5b: Beispiel für ein Verhaltensexperiment im späteren Verlauf der Therapie – ausgefülltes Protokollblatt

vielleicht einfach ins Leere gestarrt? Was nimmt der Patient als Erfahrung daraus mit und wie kann er darauf aufbauen? Wie überzeugt ist er jetzt von seiner ursprünglichen Vorhersage?

4.4.1.2 Prinzipien des Vorgehens

Verhaltensexperimente bestehen aus mehreren Schritten, die im Einzelnen beschrieben werden, einer Vorbereitungsphase, einer Durchführungsphase und einer Zusammenfassung der Ergebnisse.

1. Schritt: Vorbereitung. Bei der Vorbereitung eines Verhaltensexperimentes besprechen Therapeut und Patient zunächst, welche problematischen Überzeugung überprüft werden soll (z. B. „Ich werde rot werden und andere werden denken, dass ich inkompetent bin"). Individuell relevante Überzeugungen können anhand von Befürchtungen, die in den bisherigen therapeutischen Sitzungen bereits angesprochen wurden, anhand der Ergebnisse im Fragebogen zu sozialphobischen Kognitionen sowie anhand von Äußerungen des Patienten über die Reaktionen anderer in kürzlich erlebten sozialen Situationen oder bei Hausaufgaben identifiziert werden (z. B. „Während der Besprechung wurde ich rot und hatte das Gefühl, dass mich jeder anstarrt und mich für inkompetent hält").

Geleitetes Entdecken, um frühere Muster in Frage zu stellen

Im Sokratischen Dialog wird zunächst herausgearbeitet, welche Hinweise der Patient bisher für die Gültigkeit seiner Überzeugung hat (z. B. „Woher wussten Sie, dass Sie rot wurden?", „Was haben Ihre Gesprächspartner gesagt oder getan, was Sie hat schlussfolgern lassen, dass sie Sie für inkompetent halten?, „Was denken Sie von einer Person, wenn Sie sehen, dass sie errötet?"). Der Patient wird bei dabei schnell feststellen, dass seine Schlussfolgerungen auf Basis seiner Gefühle und Körperempfindungen (z. B. warmes Gefühl im Gesicht) und Vorstellungsbildern von sich selbst (z. B. das Vorstellungsbild davon, wie er errötet) beruhen, anstatt von Beobachtungen des Verhaltens seiner Gesprächspartner. Es ist wichtig, Patienten an dieser Stelle nicht zu belehren, sondern ihnen zu helfen, mit der Technik des geleiteten Entdeckens ihre früheren Muster des Schlussfolgerns infrage zu stellen. Der Therapeut kann den Patienten auch fragen, ob er jemals etwas erlebt hat, was der Überzeugung, dass andere ihn negativ bewerten, widerspricht. Dieses therapeutengeleitete, unterstützende Explorieren und Nachfragen führt schließlich zu der Frage, wie der Patient die Übereinstimmung seiner Überzeugungen mit den tatsächlichen Reaktionen anderer überprüfen kann. Wie kann ein Patient beispielsweise herausfinden, wie andere wirklich reagieren, wenn er beim Sprechen eine lange Pause macht? Um diese Frage zu beantworten, muss der Patient seine Vorhersage in einem Verhaltensexperiment überprüfen.

1. Schritt: Operationalisierung der Erwartungen

Es wird eine geeignete Situation ausgewählt, in der die entsprechende Befürchtung des Patienten aktiviert wird. Der Therapeut bittet den Patienten, genau festzulegen, wonach seines Erachtens beobachtet werden kann, dass die befürchtete Reaktion der anderen Personen eintritt (z. B. sie werden lachen, abfällige Bemerkungen machen oder sich abrupt von ihm abwenden). Geht es bei der Überzeugung um die Sichtbarkeit seines Verhaltens/seiner Symptome, so bestimmt der Patient, wie er feststellen kann, dass andere dies bemerkt haben (z. B. Starren auf einen Schweißfleck, Grinsen). Videofeedback kann dabei für die Überprüfung der Vorhersagen besonders wichtig sein.

Es wird weiterhin abgesprochen, wie sich der Patient während des Experiments verhalten soll. Er wird daran erinnert, dass er kein Sicherheitsverhalten zeigen und die Aufmerksamkeit darauf richten soll, ob die befürchtete Reaktion der Interaktionspartner eintritt. Der Patient soll genau beobachten, ob seine Interaktionspartner wie vorhergesagt reagieren, wenn der Patient das vereinbarte Verhalten/Symptom zeigt (z. B. Reaktion der Gesprächspartner auf eine absichtliche Pause im Gespräch; Blickdauer des Interaktionspartners auf Schweißflecken im Hemd). Diese Aufmerksamkeit ist selektiv auf das vorhergesagte Verhalten gerichtet. Es ist wichtig, dass der Patient den Gesprächspartner nicht selektiv auf andere vermeintliche Zeichen der Ablehnung oder negativen Bewertung beobachtet (z. B. Abbrechen des Augenkontakts oder Gesprächspausen als Desinteresse deuten). Er soll nur die Reaktion auf das zuvor vereinbarte Verhalten registrieren, ansonsten aber versuchen, soweit wie möglich in der Situation aufzugehen.

Beispiel für das Überprüfen eigener Überzeugungen

Die Überzeugung „Ich werde bei einem Gespräch mit einer unbekannten Person ins Stocken kommen, und mein Gesprächspartner wird mich lächerlich finden und denken, ich bin ein Langweiler“ kann überprüft werden, indem der Patient einige Male deutliche Pausen im Satz einbaut (ca. 5 Sekunden). Ob und in welchem Ausmaß der Gesprächspartner den Patienten lächerlich findet, wird z. B. durch Beobachtung der konkreten Reaktionen (Gesichtsausdruck, Abwenden) geprüft. Vor dem Gespräch wird schriftlich festgehalten, in welchem Ausmaß solche Reaktionen erwartet werden (z. B. auf einer Skala von 0 = keine Reaktion bis 10 = Gesprächspartner wendet sich genervt ab).

Falls eine andere Person in das Verhaltensexperiment einbezogen wird, sollte vorher besprochen werden, wie diese sich verhalten soll (vgl. Kasten auf S. 50/51).

2. Schritt: Reaktion anderer in kritischer Situation erfassen

2. Schritt: Aufsuchen der Situation. Der Patient sucht die abgesprochene Situation auf und zeigt das vereinbarte Verhalten (z. B. eine Pause beim Sprechen), um seine Vorhersagen zu überprüfen. Wichtig ist hierbei, dass die Überzeugungen des Patienten aktiviert werden und dass er seine Interaktionspartner genau beobachtet, ob sie die erwartete negative Reaktion zeigen.

3. Schritt: Beurteilung von Interaktionspartner einholen

3. Schritt: Erfassen des Ergebnisses. Anschließend werden die relevanten Aspekte des Modells, die für die Überprüfung der Überzeugung notwendig sind, beurteilt; in der Regel sind dies Selbsteinschätzungen, ggf. aber auch

Fremdeinschätzungen (z. B. kann der Gesprächspartner gefragt werden, ob ihm etwas beim Vortrag aufgefallen ist und anschließend, ob er die Pause bemerkt hat). Verhaltensexperimente sollten möglichst aufgezeichnet werden (Videokamera, Handy), damit ein Videofeedback stattfinden kann.

4. Schritt: Schlussfolgerung. Zum Abschluss vergleichen Patient und Therapeut die Ergebnisse des Verhaltensexperimentes mit seinen Vorhersagen. Für gewöhnlich wird deutlich, dass die Interaktionspartner nicht die erwartete negative Reaktion zeigten. Vielfach schenken die Interaktionspartner den vermeintlich peinlichen Symptomen (z. B. Pausen beim Sprechen, Erröten, Schwitzen) keine Beachtung oder nehmen sie überhaupt nicht wahr. Im Sinne des *geleiteten Entdeckens* regt der Therapeut den Patienten nun dazu an, die Diskrepanzen zwischen Vorhersagen und Ergebnissen zu erklären. Ziel ist es, dem Patienten einen Anstoß zu geben, seine Überzeugungen zu revidieren. Der Grad der negativen Überzeugung (z. B. „Andere finden mich lächerlich“) wird nach dem Verhaltensexperiment eingeschätzt, und es wird ggf. versucht, eine alternative Überzeugung zu formulieren (z. B. „Andere akzeptieren mich mehr, als ich bisher dachte“), die dann ebenfalls hinsichtlich des Überzeugungsgrades eingeschätzt wird.

Vielfach erklärt sich der Patient die Diskrepanzen zunächst mit den besonderen Bedingungen oder als einen Zufall. Der Therapeut sollte im Sinne des *geleiteten Entdeckens* diese Zweifel ernst nehmen und gemeinsam mit dem Patienten überlegen, wie die Überzeugung noch eindeutiger geprüft werden kann. Die Schlussfolgerungen werden bei der Planung weiterer Verhaltensexperimente (therapeuten- oder selbstangeleitet) berücksichtigt.

Im Folgenden wird das Vorgehen bei einem Verhaltensexperiment anhand des Fallbeispiels aus Kapitel 4.2.1 veranschaulicht.

Fallbeispiel: Vorgehen bei einem Verhaltensexperiment

1. Schritt: Vorbereitung. Die Patientin befürchtete, „knallrot zu werden“, wenn sie angesprochen wird, und dann als unsicher und unattraktiv bewertet zu werden. Die Patientin hat bereits im Experiment zu Selbstaufmerksamkeit und Sicherheitsverhalten festgestellt, dass sie sowohl subjektiv als auch objektiv einen besseren Eindruck macht, wenn sie das Sicherheitsverhalten weglässt und sich einfach auf die Interaktion konzentriert. Allerdings befürchtete die Patientin, dass sie bei einer Vielzahl von Situationen erröten könnte. So versuche sie beispielsweise beim Bezahlen in Geschäften immer mit 10- oder 20-Euro-Scheinen zu zahlen. Sie überprüfe nie, ob sie die Summe eventuell passend habe oder suche nach Münzen, um die anderen Kunden nicht warten zu lassen oder der „Kassiererin die Zeit zu stehlen“. Außerdem habe sie ihre Geldbörse immer schon in der Hand und geöffnet, wenn sie an der Reihe sei. In einem Verhaltensexperiment wollte die Patientin testen, wie andere Kunden oder die Kassiererin wirklich reagieren, wenn sie den Bezahlvorgang nicht vorbereitet, sondern ihr Portemonnaie erst aus der Tasche holt, wenn die Summe genannt werde („so wie es eigentlich andere auch tun“). Im Vorfeld besprachen Therapeutin und Patientin, dass das Geschäft nicht völlig leer sein dürfe, sondern idealerweise sollten einige Kunden hinter der Patientin anstehen.

2. Aufsuchen der angstauslösenden Situation. Dafür wurde eine Drogerie in einer belebten Fußgängerzone aufgesucht. Vor Betreten des Ladens schätzte die Patientin ihr Angstniveau ein (8) und formulierte ihre Erwartung („Wenn ich erst nach dem Portemonnaie greife, sobald die Summe genannt wird, halte ich den Betrieb auf. Andere Kunden werden genervt sein, sie werden sich räuspern oder die Augen verdrehen. Die Kassiererin wird genervt schauen, vielleicht die Augenbrauen zusammenziehen. Sie wird ungeduldig mit den Fingern auf dem Fließband klappern und mich vielleicht fragen ‚wird's bald?‘. Ich werde rot werden und dann werden alle mich anstarren“). Gemeinsam mit der Therapeutin betrat die Patientin den Laden und suchte sich eine Kleinigkeit aus. An der Schlange richtete die Patientin ihre Aufmerksamkeit auf die Kassiererin und die anderen Kunden, um zu sehen, wie diese reagieren. Auch unterließ sie Sicherheitsverhalten, wie z. B. schon im Vorfeld nach der Geldbörse zu suchen. Die Patientin bezahlte mit Münzen und ging gemeinsam mit der Therapeutin dann aus dem Geschäft.

3. Erfassen des Ergebnisses. Anschließend wurde die Situation anhand der Reaktionen, die die Patientin bemerkt hatte, nachbesprochen. Sie stellte fest, dass keiner der Kunden in der zuvor erwarteten Weise reagiert hatte. Die Kassiererin habe sogar nett gelächelt. Die Erwartung der Patientin wurde nach dem Verhaltensexperiment eingeschätzt und schriftlich festgehalten (vgl. Abbildung 6).

Befürchtung	Erwartung	Tatsächlich eingetreten
„Andere werden genervt sein und mit den Augen rollen, wenn ich nicht ganz zügig bezahle“	8	2
„Die Kassiererin wird ärgerlich mit den Fingern trommeln“	10	0
„Ich werde rot und alle werden mich anstarren“	9	0

Abbildung 6: Beispiel für ein Verhaltensexperiment „Mit Münzen zahlen“ – ausgefülltes Protokollblatt

4. Schlussfolgerung. Obwohl die Patientin angespannt war, ist es ihr gelungen ihr Sicherheitsverhalten zu unterlassen und die Aufmerksamkeit nach außen zu richten, um zu überprüfen, wie andere Kunden und die Kassiererin reagierten. Die Befürchtung, dass sie negativ auffallen werde, wenn sie nicht bereits im Vorfeld nach ihrer Geldbörse greife, war nicht eingetreten.

Allerdings hatte die Patientin die Erklärung, dass in der Drogerie nur Mütter mit kleinen Kindern gewesen seien, die es sicherlich nicht eilig gehabt hätten. Im Sinne des *geleiteten Entdeckens* wurde eruiert, dass dies möglich sei. Es wurde erörtert, wie sich die Patientin wohl fühlen würde, wenn sie mit einem Kleinkind an einer Kasse stehen würde und ob junge Mütter besonders viel Zeit hätten. Die Therapeutin besprach mit der Patientin, dass ihre Einwände nun eine optimale Grundlage für ein weiteres Verhaltensexperiment in einem Laden, in dem die Kunden es etwas eiliger haben (z. B. in einem „Coffee-to-Go" im Bankenviertel in der Mittagspause) bieten würden. Direkt im Anschluss an das Verhaltensexperiment wurde das neue Verhaltensexperiment geplant und durchgeführt.

Zeit	Situation	Vorhersage (0 bis 100 %)	Experiment	Ergebnis	Schlussfolgerung (0 bis 100 %)
Mo, Mittagspause (ca. 13 Uhr)	Gut besuchten Coffee-to-go aufsuchen und einen Kaffee bestellen. Vorher fragen, ob es ihn mit Sojamilch gibt.	Wenn ich nach Sojamilch frage und was der Kaffee dann kosten würde und mein Portemonnaie erst herausho le nachdem ich die Bestellung aufgegeben habe, werden die anderen Kunden sehr gereizt sein. Sie werden mit den Augen rollen und Bemerkungen machen. 70 %	Gebe meine Bestellung auf. Beobachte genau die Reaktionen der anderen. Entschuldige mich nicht für meine „Sonderwünsche" (Sicherheitsverhalten).	Niemand hat mit den Augen gerollt oder etwas über mich gesagt.	Selbst wenn ich mir beim Bestellen und Zahlen Zeit lasse, stört das die Leute nicht. 60%

Abbildung 7: Beispiel für ein Verhaltensexperiment „Mittagspause"– ausgefülltes Protokollblatt

Merke: Verhaltensexperimente vs. Exposition bei Sozialen Angststörungen

In allen verhaltenstherapeutischen Programmen werden Patienten mit Sozialen Angststörungen angeleitet, sich systematisch sozialen Situationen auszusetzen (Exposition). Traditionell wird dabei mit einer Angsthierarchie gearbeitet und die Patienten werden im Sinne eines Habituationsmodells aufgefordert, in der Situation zu bleiben, bis die Angst abfällt. Mit wiederholter Exposition lösen die Situationen immer weniger Angst aus, sodass im zunehmenden Maße auch schwierigere Situationen bewältigt werden können.

Der hier beschriebene kognitive Therapieansatz ist wirksamer als Expositionstherapie (Effektstärken 2.39 versus 1.25; Clark et al., 2006). Verhaltensexperimente unterscheiden sich in mehrfacher Hinsicht von der traditionellen Form der Exposition:

- Verhaltensexperimente werden als systematische Tests der individuell relevanten Erwartungen und Überzeugungen vorbereitet und besprochen und nicht als Methode zur Bewältigung von Angst eingesetzt. Eine genaue Operationalisierung, welche Reaktionen der Interaktionspartner erwartet werden und wie dies festzustellen ist, ist dabei entscheidend. Das Nichteintreten der befürchteten Reaktionen (und eventuelle positive Reaktionen) werden als Beleg gewertet, dass die negativen Überzeugungen nicht mit der Realität übereinstimmen. Angstreduktion ist nicht das explizite Ziel.
- Bei den Verhaltensexperimenten richtet der Patient systematisch seine Aufmerksamkeit nach außen und führt kein Sicherheitsverhalten durch.
- Insgesamt ist weniger Exposition nötig. Eine reine Wiederholung der Exposition ist nicht sinnvoll. Vielmehr werden die folgenden Verhaltensexperimente anhand der verbleibenden Überzeugungen und Zweifel des Patienten geplant.
- Verhaltensexperimente zur Reaktion anderer Personen können auch durchgeführt werden, wenn der Patient nicht ängstlich ist (z. B. bei Befürchtung negativer Reaktionen auf Schwitzen: das Gesicht mit Wasser befeuchten und Reaktion anderer beobachten).
- Verhaltensexperimente werden in enger Verbindung mit anderen kognitiven Methoden zur Modifikation der negativen Überzeugungen eingesetzt, wie dem Sokratischen Dialog.

4.4.1.3 Planung von Verhaltensexperimenten

Bei der Planung von Verhaltensexperimenten ist es sinnvoll, dass der Therapeut bereits vor der Sitzung Überlegungen zur konkreten Gestaltung anstellt:

- Welche Überzeugungen sind zu überprüfen?
- Welches Setting ist hierzu geeignet? Sind Mitarbeiter oder Helfer (z. B. Praxisassistenten, Sekretärin) einzubeziehen und müssen diese vorher einbestellt werden? Wie sind diese zu instruieren, damit die Rückmeldung für den Patienten glaubwürdig erscheint?
- Wie können die Erwartungen konkret operationalisiert werden? Wie können eindeutige Kriterien für das Zutreffen oder Nichtzutreffen der Erwartungen festgelegt werden? (Geeignete Fragen hierzu sind: „Wenn Sie an

die bevorstehende Situation denken, was, befürchten Sie, wird passieren?" „Woran können Sie feststellen, dass andere Ihr Erröten bemerken?" „Wie werden sie sich Ihnen gegenüber verhalten?").

Die Gestaltung des Verhaltensexperimentes und Wahl eines geeigneten Settings hängt von den Inhalten der Überzeugungen ab, die überprüft werden sollen. Drei Komponenten der Überzeugungen können überprüft werden:

1. Erwartung eines bestimmten Verhaltens oder Körpersymptoms in einer Situation. Beispielsweise kann sich die Überzeugung darauf beziehen, bei einer Rede den Faden zu verlieren und zu stottern oder lange zu stocken, oder zu erröten, wenn man auf persönliche Themen angesprochen wird.
2. Erwartung, dass andere Personen das Verhalten oder Symptom wahrnehmen, wenn es auftritt. Beispielsweise könnte eine Erwartung sein, dass Zuhörer das Stocken im Redefluss bemerken, oder dass Interaktionspartnern das Erröten auffällt.
3. Erwartung, dass andere Personen das Verhalten oder Symptom, wenn sie es wahrnehmen, als negativ und peinlich bewerten. Beispielsweise könnte eine Überzeugung lauten, dass Zuhörer jedes Stocken in der Rede als Zeichen von Unfähigkeit werten, oder dass Interaktionspartner das Erröten als Indikator einer abnormen neurotischen Veranlagung einschätzen.

Verhaltensexperimente auch wichtigste Intervention zur Überprüfung von Grundüberzeugungen

Verhaltensexperimente werden nicht nur eingesetzt, um situationsbezogene Erwartungen zu überprüfen, sondern auch stärker generalisierte Grundüberzeugungen. Für Soziale Angststörungen sind dabei vor allem folgende Aspekte relevant:

- Grundüberzeugungen bezüglich des eigenen sozialen Erscheinungsbildes bzw. der Wirkung auf andere: Hierbei handelt es sich z. B. um Annahmen, schlecht reden zu können, neurotisch zu wirken etc.
- Negatives Selbstbild: unkonditionale Grundüberzeugungen bezüglich des sozialen Selbst, wie z. B. ein „dummer, unfähiger Versager zu sein", ein „unattraktives Mauerblümchen zu sein".
- Erwartungen, dass andere Menschen sehr kritisch sind und Abweichungen von Normen oder Erwartungen nicht tolerieren, z. B. „im Berufsleben zählt nur Leistung", „ein Zeichen von Schwäche, und man ist weg vom Fenster".
- Überzogene und mit polarisierenden Bewertungen verbundene Standards, z. B. Perfektionismus („Nur eine fehlerlose Leistung ist akzeptabel") oder narzisstische Grundüberzeugungen („Entweder ich bin der Beste oder eine Lachnummer").

Weitere Beispiele für typische sozialphobische Grundüberzeugungen finden sich im Anhang (vgl. S. 123).

Grundüberzeugungen werden in Verhaltensexperimenten ebenfalls in Form von Erwartungen operationalisiert und hierdurch einer unmittelbaren Überprüfung zugänglich gemacht.

Im weiteren Sinn lassen sich auch Sicherheitsverhalten und Selbstaufmerksamkeit als Ausdruck sozialphobischer Überzeugungen auffassen, die in Verhaltensexperimenten getestet werden können. Patienten setzen diese Strategien aufgrund der Erwartung ein, dass sie das Auftreten des peinlichen Verhaltens oder Körpersymptoms verhindern oder unterdrücken können. Beispielsweise glauben sie, dass ein peinliches Stocken im Vortrag verhindert werden kann, wenn man sich die Sätze innerlich vorsagt; oder dass Erröten unterdrückt werden kann, indem man die Anspannung kontrolliert. Durch abwechselndes Durchführen der sozialen Situation mit und ohne Sicherheitsverhalten können solche Annahmen des Patienten überprüft werden.

4.4.2 Videofeedback

Videofeedback ist eine äußerst wirksame Methode zur objektiven Überprüfung der Sichtbarkeit wahrgenommener Symptome (z. B. Erröten, Zittern, Störungen im Sprachfluss) und der Reaktion anderer Menschen und sollte daher möglichst immer bei Verhaltensexperimenten eingesetzt werden. Es ergänzt die Beobachtungen, die der Patient selbst in der Situation gemacht hat, und kann oft dabei helfen, Zweifel an der Gültigkeit der Beobachtungen auszuräumen.

Technische Vorbereitung von Videofeedback

Wie schon beim ersten Videofeedback sind einige technische Gesichtspunkte zu beachten:

- Die Qualität der Aufnahme muss gut genug sein, um eine Überprüfung der befürchteten Konsequenzen zu ermöglichen (Beleuchtung, Fokus, Lautstärke).
- Grundsätzlich sollten auf allen Videoaufnahmen, die dem Patienten vorgespielt werden, Patient und Interaktionspartner zu sehen sein. Hierdurch wird vermieden, dass die Selbstaufmerksamkeit des Patienten bei Betrachten des Videos zu sehr verstärkt wird. Zudem können wichtige und zumeist positive Aspekte der sozialen Interaktion vermittelt werden, die der Patient im Rollenspiel aufgrund der hohen Selbstaufmerksamkeit unter Umständen nicht wahrgenommen hatte.
- Lediglich wenn sich Verhaltensexperimente auf spezifische Körpersymptome beziehen, ist eine Fokussierung der Kameraeinstellung auf bestimmte Körperteile des Patienten sinnvoll. Beispielsweise kann es beim Eindruck von übermäßigem Schwitzen hilfreich sein, die Kamera möglichst nahe auf das Gesicht einzustellen.

Der Patient sollte stets daran erinnert werden, dass er sich das Video als unabhängiger Beurteiler ansehen und ignorieren soll, wie er sich in der Situation gefühlt hat. Vor dem Videofeedback sollte der Patient genau festlegen, wie stark seinem Eindruck nach die befürchteten Angstsymptome und negativen Verhaltensweisen ausgeprägt waren. Es ist günstig, einen

Vergleichsmaßstab zur Einschätzung der Symptome auf das Video aufzunehmen. Beispielsweise werden bei Verhaltensexperimenten zum Erröten vorher rote Gegenstände (z. B. Bücher, Bilder) so ins Bild platziert, dass diese im Videofeedback als Ankerreiz für die Intensität des Errötens verwendet werden können. Der Therapeut kann den Patienten unmittelbar nach einem Rollenspiel fragen, mit welchem roten Objekt das Erröten vergleichbar war. Das folgende Videofeedback dient der Überprüfung dieser Einschätzung und der Demonstration der Verzerrungen des Eindrucks des sichtbaren Selbst.

Um die Überschätzung von Zittern zu verdeutlichen, kann im Anschluss an ein Verhaltensexperiment der Abgleich von gefühltem Zittern und tatsächlich sichtbarem Zittern durch den Patienten selbst hilfreich sein: Gibt der Patient an, im Verhaltensexperiment stark gezittert zu haben, so bittet ihn der Therapeut, vorzumachen, wie stark er genau gezittert habe; die Demonstration wird ebenfalls auf Video aufgezeichnet. Obwohl die Patienten überzeugt sind, dass sie das Symptom genau reproduzieren, lassen sich im anschließenden Videofeedback zumeist deutliche Diskrepanzen demonstrieren. Ein entsprechendes Vorgehen ist auch bei anderen befürchteten Angstsymptomen (z. B. Gesprächspausen, Schwitzen) sinnvoll.

Realistisches Bild des Selbst durch wiederholtes Videofeedback festigen

Das Videofeedback dient auch als wesentliche Hilfe dabei, dass sich der Patient eine realistischere Vorstellung davon einprägen kann, wie er auf andere Personen wirkt. Er wird aufgefordert, sich sein Bild genau so einzuprägen, wie es auf dem Videoband zu sehen ist und sich hieran in angstauslösenden Situationen gezielt zu erinnern. Fällt dies dem Patienten schwer, können ihm die Videoaufnahmen wiederholt vorgespielt oder mit nach Hause gegeben werden, sodass er sich sein tatsächliches Erscheinungsbild besser einprägen kann. Zusätzlich kann der Patient üben, in kritischen Situationen hilfreiche Selbstinstruktionen, wie z. B. „Selbst wenn ich mich sehr ängstlich fühle, heißt das nicht, dass andere das sehen können", zu benutzen.

Eine Variante des Videofeedback ist das „Simultan-Videofeedback". Hier wird das sichtbare Körpersymptom dem Patienten *unmittelbar* über Video zurückgemeldet. Hierdurch kann er das „Gefühl zu zittern" mit dem objektiven Ausmaß vergleichen. Beispielsweise kann der Patient aufgefordert werden, Selbstaufmerksamkeit und Sicherheitsverhalten (z. B. ein Glas krampfhaft festhalten, um Zittern entgegenzuwirken) zu verstärken, bis er ein starkes Gefühl zu zittern bekommt. Er soll dann (ohne Videorückmeldung) die Intensität des Zitterns einschätzen. Während er weiterhin das Gefühl zu zittern behalten soll, kann er nun auf dem Monitor das Ausmaß seiner Symptome unmittelbar anschauen und objektiv einschätzen. Die Aufnahmen demonstrieren, dass die subjektiven Empfindungen zu einer übertriebenen Vorstellung des Körpersymptoms beitragen. Zusätzlich kann das Simultan-Videofeedback genutzt werden, um zu verdeutlichen, dass bestimmte Sicherheitsverhaltensweisen (z. B. krampfhaftes Festhalten eines

Glases, Aufstützen der Arme) zu einem ungünstigen Eindruck beitragen. Nach dem Videofeedback sollte der Videomonitor wieder abgestellt werden, um die Selbstaufmerksamkeit nicht unnötig lange zu erhöhen.

4.4.3 In-vivo-Verhaltensexperimente

Sobald es möglich ist, sollten Verhaltensexperimente zur Überprüfung der Befürchtungen in der natürlichen Umwelt angewendet werden. Dies bedeutet, dass ein großer Teil der Therapiesitzungen außerhalb des therapeutischen Settings in Situationen stattfindet, in denen die Überzeugungen des Patienten überprüft werden können. Es ist sinnvoll, dass Therapeut und Patient möglichst viele Doppelsitzungen planen, um diese Verhaltensexperimente durchführen zu können. Der Vorteil von In-vivo-Verhaltensexperimenten ist die hohe Glaubwürdigkeit für den Patienten und die Übertragbarkeit auf andere Alltagssituationen.

Wie auch bei anderen Verhaltensexperimenten ist das Ziel die Überprüfung von Vorhersagen und Überzeugungen, nicht die Gewöhnung an die Situationen wie in der Expositionstherapie. Der Therapeut sollte deshalb bei der Planung der In-vivo-Verhaltensexperimente darauf achten, dass deren Ergebnisse für den Patienten eine möglichst eindeutige Schlussfolgerung bezüglich der sozialphobischen Überzeugungen nahe legen. Oftmals ergibt sich für den Therapeuten in dieser Phase die Gelegenheit, einen repräsentativen Ausschnitt der Reaktionen des Patienten in natürlichen Situationen zu beobachten; mitunter entstehen neue Erkenntnisse (z. B. das Entdecken zusätzlichen Sicherheitsverhaltens), die das individuelle Modell der Sozialen Angststörung und das therapeutische Vorgehen modifizieren können.

Von zentraler Bedeutung für den Erfolg der Verhaltensexperimente bleibt weiterhin die *Instruktion, die Aufmerksamkeit zu externalisieren und Sicherheitsverhalten zu unterlassen*. Die Überprüfung der Überzeugungen ist am wirksamsten, wenn der Patient seine Aufmerksamkeit ganz nach außen, d. h. auf die Situation lenkt, *alle* Sicherheitsverhaltensweisen aufgibt und das Eintreten der befürchteten Reaktionen registrieren kann. Das Vorgehen orientiert sich an dem in Kapitel 4.4.1 vorgestellten Ablauf und umfasst folgende Schritte:

1. Vorbereitung: Definition der Überzeugung, die in dem Verhaltensexperiment überprüft werden soll; Diskussion einer geeigneten Situation und Festlegen, was der Patient tun soll; Operationalisierung der Erwartungen des Patienten; schriftliche Festlegung der Vorhersagen im Verhaltensexperiment-Tagebuch.
2. Aufsuchen der angstauslösenden Situation ohne Sicherheitsverhalten und mit Aufmerksamkeitsfokus nach außen.

3. Erfassen des Ergebnisses im Verhaltensexperiment-Tagebuch, Einschätzen der vorhergesagten Reaktionen.
4. Schlussfolgerungen: Bewertung der Ergebnisse im Hinblick auf die Überzeugungen; Diskussion möglicher Zweifel des Patienten; Planung und Durchführung weiterer Verhaltensexperimente im direkten Anschluss an die Diskussion oder als Hausaufgabe.

Verhaltensexperiment mit Therapeut in Alltagssituation

Der Therapeut begleitet den Patienten zur angstauslösenden Situation und bespricht mit ihm die zu überprüfenden Vorhersagen, sein Verhalten während des Experiments und die zu beobachtenden Reaktionen. Dann verfolgt er die Durchführung des Experiments aus einem gewissen Abstand. Das Experiment wird unmittelbar im Anschluss in einer „privaten" Ecke besprochen. Falls die Diskussion des ersten Experiments ergibt, dass es noch keine eindeutige Schlussfolgerung zulässt, besprechen Therapeut und Patient Modifikationen, um die Vorhersagen noch eindeutiger zu überprüfen (z.B. letztes Sicherheitsverhalten aufgeben; versuchen, mehr Aufmerksamkeit auf sich zu ziehen, um negativere Reaktionen zu „provozieren"; die Interaktionspartner noch genauer beobachten). Das modifizierte Verhaltensexperiment wird dann unmittelbar durchgeführt. Teilweise kann es auch sinnvoll sein, dass der Therapeut eine Interaktion durchführt und der Patient dabei die Reaktionen anderer genau beobachtet, oder dass Patient und Therapeut gemeinsam ein Verhaltensexperiment durchführen (z.B. über ein „peinliches" Thema wie Schwitzen laut im Bus sprechen und dabei die Reaktionen der anderen Fahrgäste beobachten).

Wegen der Unvorhersehbarkeit und Mehrdeutigkeit von sozialen Situationen ist die Auswahl derer, die sich für In-vivo-Verhaltensexperimente eignen, nicht immer einfach. Prinzipiell werden Verhaltensexperimente jedoch aus der Analyse der individuellen sozialphobischen Überzeugungen abgeleitet und keinesfalls wie standardisierte Übungen aus dem Selbstsicherheitstraining durchgeführt! Einige Beispiele für die Gestaltung von Verhaltensexperimenten finden sich in Tabelle 5.

Das Aufsuchen von angstauslösenden Situationen im Alltag ist für die meisten Patienten mit dem Erfolgserlebnis verbunden, dass ein bestimmtes, peinliches Verhalten oder Körpersymptom nicht auftritt. Das Aufsuchen der angstauslösenden Situation sollte als eine positive Leistung des Patienten und ein wichtiger Fortschritt in der Therapie vom Therapeuten verstärkt werden.

Dennoch bleiben zwei der drei wesentlichen Komponenten sozialphobischer Überzeugungen unüberprüft:
- die Erwartung, dass andere Personen das peinliche Verhalten oder Symptom wahrnehmen werden, *wenn es auftritt* (z.B. die Erwartung, dass Zittern anderen auffällt) und
- die Erwartung, dass andere Personen das Verhalten oder Symptom als negativ und peinlich bewerten werden, *wenn sie es wahrnehmen.*

Tabelle 5: Beispiele für die Gestaltung von Verhaltensexperimenten

Befürchtung	Individuelles Modell	Verhaltensexperiment zu Selbstaufmerksamkeit/Sicherheitsverhalten	Verhaltensexperiment („in vivo“) zu soziophobischer Befürchtung	Varianten
„Wenn ich von anderen angesprochen werde oder angespannt bin, werde ich Grimassen ziehen oder ruckartige Bewegungen mit dem Kopf machen. Andere werden denken, dass ich eine neurologische Krankheit habe.“	– Sicherheitsverhalten: Alkohol/Tabletten zur Entspannung nehmen; Muskeln in Gesicht und Nacken anspannen, starre Körperhaltung einnehmen; langsam sprechen; Aufmerksamkeit vermeiden (kein Blickkontakt) – Selbstaufmerksamkeit: auf Bewegung des Kopfes achten – Vorstellung des sozialen Selbst: „Wie eine Epileptikerin den Kopf ruckartig drehen“	Ein Gespräch mit einer Sekretärin führen, dabei Aufgaben an eigener Arbeit beschreien: 1. Durchgang: auf Muskelspannung achten, Muskeln fest anspannen 2. Durchgang: lockere Körperhaltung einnehmen, sich auf eigenen Bericht und Fragen des Gesprächspartners konzentrieren; Erfassen von: – Angst – Zuckungen (sichtbar?, Intensität?) – merkwürdig wirken	Treffen mit bekannter Person; vorher kein Alkohol oder Tabletten; über eigene Arbeit berichten, sich auf eigenen Bericht und Fragen des Gesprächspartners konzentrieren Erfassen der Konsequenzen: – Kopfrucken aufgetreten? – Reaktion des Gesprächspartners	– Absichtlich zittern oder mit dem Kopf rucken und die Reaktionen anderer beobachten – Therapeut zittert absichtlich oder ruckt mit dem Kopf, Pat. beobachtet die Reaktionen anderer
„Wenn ich im Gespräch etwas Persönliches sage, werde ich erröten; Männer werden denken: Was für eine unsichere Frau, Erröten ist ein Zeichen von Schwäche und mangelndem Selbstbewusstsein, kann noch nicht einmal mit anderen reden, Mauerblümchen.“	– Sicherheitsverhalten: leichte Kleidung anziehen, Make-up dick auftragen; Kühlen; Blickkontakt vermeiden, durch Handlungen oder Gesprächsthemen vom Erröten ablenken; Erröten mit Hitze entschuldigen – Selbstaufmerksamkeit: Konzentration auf Wärme der Gesichtshaut Vorstellung des sozialen Selbst: feuerrotes Mondgesicht haben, „blöd aussehen“	Mit unbekannter Person eine Unterhaltung führen: 1. Durchgang: auf Gesichtswärme achten, von unangenehmen Themen ablenken 2. Durchgang: auf Thema des Gesprächspartners konzentrieren, persönliche Themen ansprechen; Erfassen von: – Anspannung – Erröten (sichtbar?, Intensität?) – selbstbewusst wirken	Mit unbekannter Person eine Unterhaltung führen; persönliche Themen ansprechen, Interesse auf Thema des Gesprächspartners lenken Erfassen der Konsequenzen: – Reaktion des Gesprächspartners – Erröten (sichtbar?, Intensität?)	Erröten künstlich induzieren durch – Make-up bzw. Wangen-Rouge – Anstrengung (z. B. Kniebeugen machen) – Therapeut stellt künstliches Erröten her, Pat. beobachtet andere Personen, die ihm begegnen

Befürchtung	Individuelles Modell	Verhaltensexperiment zu Selbstaufmerksamkeit/Sicherheitsverhalten	Verhaltensexperiment („in vivo“) zu soziophobischer Befürchtung	Varianten
„Wenn ich bei Arbeitsmeetings etwas vortrage, werde ich so aufgeregt werden, dass ich anfange zu schwitzen. Die Kollegen werden mich nicht ernst nehmen und denken, dass ich den Anforderungen nicht mehr gewachsen bin.“	– Sicherheitsverhalten: Versuch, „unauffällig zu wirken“, nichts zum Gespräch beitragen, um Blicke der Anwesenden nicht auf sich zu lenken; Jackett ausziehen; aus dem Raum gehen („zur Toilette“); schwitzen „unterdrücken“ – Selbstaufmerksamkeit: genau darauf achten, „wann es gefährlich wird“ – Vorstellung des sozialen Selbst: „Schweißtropfen rinnen wie Sturzbäche über Gesicht, tropfen auf Tisch; Haare sehen wie bei einem begossenen Pudel aus; graues, aschfahles Gesicht, mit hervortretenden Augen“	Vor Gruppe von Zuhörern (Mitarbeiter der Praxis/Ambulanz) einen Vortrag zu einem Thema aus eigener Arbeit halten: 1. Durchgang: sich ganz darauf konzentrieren, Schwitzen zu unterdrücken und unauffällig zu wirken 2. Durchgang: sich auf die zentralen Botschaften des eigenen Vortrags und die aufmerksamen Zuhörer zu konzentrieren Erfassen von: – Angst – Schwitzen (sichtbar?, Intensität?) – Kompetenz	Kleine Gruppe aus Therapeut und Mitarbeitern bilden; Pat. stellt Prüfbericht vor, Aufmerksamkeit auf inhaltliche Schwerpunkte des Vortrags richten (welche Botschaften möchte ich herüberbringen?) Erfassen der Konsequenzen: – Schwitzen aufgetreten? – Wie aufmerksam hören mir Zuhörer zu?	– Schwitzen künstlich durch Wasser simulieren – Therapeut simuliert Schwitzen, Pat. beobachtet die Reaktionen anderer
„Ich könnte beim Essen zittern und mir könnte ein Missgeschick passieren. Ich falle anderen unangenehm auf und werde als ungeschickt und peinlich bewertet.“	– Sicherheitsverhalten: feste Speisen auswählen; an den Rand des Tisches setzen; abwarten, ob jemand guckt; Kopf senken und Mund zum Teller führen – Selbstaufmerksamkeit: auf Zittern der Hände achten – Vorstellung des sozialen Selbst: „Zittere wie ein Parkinsonkranker“	Gemeinsam mit Therapeut Essen zu sich nehmen: 1. Durchgang: Auf Arme und Hände konzentrieren, überprüfen, ob Therapeut hinsieht, Teller zurechtrücken 2. Durchgang: Konzentration auf das Gegenüber; Teller stehen lassen	In einem Restaurant Essen gehen. Konzentration auf die Umgebung; aufrecht sitzen und Gabel zum Mund führen Erfassen der Konsequenzen: – Zittern aufgetreten? – Haben andere Personen hingeschaut?	– Absichtlich Zittern und Essen von der Gabel fallen lassen – Therapeut zittert und lässt Essen von der Gabel fallen, Pat. beobachtet Reaktionen anderer

Tabelle 5: Fortsetzung

Befürchtung	Individuelles Modell	Verhaltensexperiment zu Selbstaufmerksamkeit/Sicherheitsverhalten	Verhaltensexperiment („in vivo“) zu soziophobischer Befürchtung	Varianten
		Erfassen von: – Unbehagen – Vibrieren – Zittern wie ein Parkinsonkranker		
„Wenn ich einen Vortrag halte, werde ich den roten Faden verlieren und kein Wort mehr herausbringen. Die Zuhörer werden denken, dass ich geistig beschränkt bin, und mich für einen inkompetenten Hochstapler halten.“	– Sicherheitsverhalten: Rede-Manuskript ausarbeiten und vom Blatt ablesen; möglichst intelligente Sätze bilden; Pausen vermeiden; Formulierung von spontanen Sätzen innerlich vorbereiten – Selbstaufmerksamkeit: sich auf Formulierung von Sätzen innerlich vorbereiten – Vorstellung des sozialen Selbst: akustische/bildhafte Vorstellung, „vor den Zuhörern wie ein abgetakelter, armseliger Hanswurst aussehen, zusammengesunken“	Vortrag in Hörsaal (ohne Zuhörer) halten: 1. Durchgang: so intelligent und geistreich wie möglich klingen, vom Blatt ablesen 2. Durchgang: freier Vortrag nach Stichwörtern, Pausen machen, sich auf wichtige inhaltliche Schwerpunkte des Vortrags konzentrieren Erfassen von: – Angst – Wortflüssigkeit – Qualität des Vortrags	Vortrag vor Zuhörern halten, angemessene Vorbereitung (Stichwörter, kein Manuskript), langsam sprechen, sich auf Kernbotschaften konzentrieren, Kontakt mit Zuhörern suchen Erfassen der Konsequenzen: – Wie gut habe ich meine Kernbotschaften herübergebracht? – Wie aufmerksam haben Zuhörer reagiert?	– Längere Pausen machen und Zuhörer beobachten – In Diskussion eigene Wissenslücken offen ansprechen

Befürchtung	Individuelles Modell	Verhaltensexperiment zu Selbstaufmerksamkeit/Sicherheitsverhalten	Verhaltensexperiment („in vivo“) zu soziophobischer Befürchtung	Varianten
„Ich werde in der Gruppe etwas Unpassendes sagen oder eine Sprechblockade bekommen. Sie werden mich auslachen und denken: ein komischer Kauz.“	– Sicherheitsverhalten: Sich die Sätze vorher genau zurechtlegen; kurze Sätze, schnelles, abgehacktes und leises Sprechen, Vermeiden von Blickkontakt – Selbstaufmerksamkeit: auf eigene Stimme achten, eigene Äußerungen fortlaufend hinsichtlich Originalität bewerten – Vorstellung des sozialen Selbst: akustische/bildhafte Vorstellung, „wie ein verschrobener Sonderling aussehen, ungelenke Haltung, mit zittriger, absterbender Stimme, wie ein Komiker wider Willen klingen“	Unterhaltung zu Dritt führen (z. B. mit Mitarbeiter aus Praxis/Ambulanz): 1. Durchgang: schnell sprechen, sich Worte zurechtlegen 2. Durchgang: langsam sprechen, sich auf Unterhaltung konzentrieren Erfassen von: – Angst – Wortflüssigkeit – merkwürdiges Aussehen	Unterhaltung mit Kollegen suchen, langsam sprechen, sich auf Unterhaltung konzentrieren Erfassen der Konsequenzen: – Wie gut ist Gespräch? – Hinweise von Kollegen, dass sie mich merkwürdig finden?	– Bewusst etwas Falsches/„Dummes“ sagen und Zuhörer beobachten

Beide Erwartungen enthalten Vorbedingungen, die durch das alleinige Aufsuchen der angstauslösenden Situation nicht erfüllt sind: Das peinliche Verhalten/Symptom ist nicht aufgetreten und dementsprechend können andere es auch nicht wahrnehmen und bewerten. Werden diese Bedingungen nicht in weiteren Verhaltensexperimenten berücksichtigt, bleiben die sozialphobischen Überzeugungen bestehen.

Beispielsweise hatte eine Patientin (vgl. S. 46) die Erwartung zu erröten, wenn sie im Mittelpunkt der Aufmerksamkeit stehe. Zwar fiel sie nicht negativ auf und errötete auch nicht, wie zunächst befürchtet, als sie in einem Laden mit Kleingeld bezahlte. Dennoch blieb ihre Überzeugung, dass sie sicherlich negativ auffallen werde, wenn sie einmal erröte. Dann sei sie sich auch sicher, dass andere sie für unsicher und unattraktiv halten werden. Auch wenn die Patientin in den aufgesuchten Situationen kaum errötete und auch keine negativen Reaktionen anderer feststellen konnte, so wurde die Angst vor zukünftigen Situationen aufrechterhalten, weil die Überzeugung, dass es peinliche Blamage bedeuten würde, wenn das Symptom einmal auftreten *sollte, bestehen blieb.*

Überprüfen der Reaktion auf „peinliches" Verhalten

Die vollständige Widerlegung eines sozialphobischen Überzeugungssystems ist nur dann möglich, wenn gewährleistet ist, dass

1. die befürchteten Symptome auftreten. Hierzu muss das peinliche Symptom oder Verhalten in Verhaltensexperimenten bewusst hervorgerufen oder simuliert werden, um zu überprüfen, wie andere darauf reagieren (siehe folgender Abschnitt).
2. anwesende Personen die Symptome nicht so negativ bewerten, wie es die Patienten erwarten. Hierzu müssen eindeutige und glaubwürdige Stellungnahmen von anderen Menschen eingeholt werden (vgl. den Kasten zu „Umfragen" auf S. 84).

Negative Überzeugungen systematisch überprüfen: Herausfordernde Verhaltensexperimente

In solchen weiterführenden Verhaltensexperimenten untersuchen Patienten, ob ihre schlimmsten Befürchtungen tatsächlich eintreten, wenn sie diese in einem Verhaltensexperiment überprüfen. Es ist wichtig zu beachten, dass sozialphobische Patienten dysfunktionale Überzeugungen davon haben, wie andere auf ein „peinliches" Verhalten oder Symptom reagieren. So glauben sie z. B. dass „alle verstummen werden und mich anstarren, wenn ich ein Getränk im Lokal verschütte". Meist hat der Einsatz rigiden Sicherheitsverhaltens oder eine hohe Selbstaufmerksamkeit eine Überprüfung der katastrophisierenden Überzeugung verhindert. Oder aber das Nicht-Eintreten wurde auf äußere Umstände attribuiert (z. B.: „Es waren laute Kinder im Cafe, die haben die Aufmerksamkeit auf sich gezogen", „Ich bin heute nicht so rot geworden"). Ziel ist es nun, in einem Verhaltensexperiment bewusst die „Katastrophe" zu simulieren und zu beobachteten, wie andere Personen darauf reagieren. Hier ist es meist sehr hilfreich, wenn der *Therapeut* zunächst das „peinliche" Verhalten/die Symptome in einer sozialen Situation simuliert, während der Patient die Reaktionen anderer beobachtet. Zum Beispiel kann der Patient beobachten, wie die Anwesenden reagieren, wenn der Therapeut in einem Café ein Getränk verschüttet oder wenn der Therapeut in einem Geschäft mit einem Verkäufer über ein Produkt spricht, während er durch entsprechendes Make-up „errötet" ist:

- Bei Angst, peinlich aufzufallen, können Patienten z. B. instruiert werden, gezielt ungeschicktes Verhalten zu zeigen (z. B. in einem Café ein Getränk verschütten) oder durch auffälliges Verhalten auf sich aufmerksam zu machen (z. B. in einem öffentlichen Verkehrsmittel jemandem etwas laut zurufen).
- Bei Angst vor negativer Bewertung von Körpersymptomen werden diese gezielt hervorgerufen. Beispielsweise wird starkes Zittern vor anderen Menschen willkürlich simuliert, übermäßiges Schwitzen durch Befeuchten der Stirn oder Achseln und Erröten durch entsprechendes Make-up vorgetäuscht.
- Bei Interaktionsängsten beinhalten die Verhaltensexperimente, bewusst über „langweilige" Themen zu reden, mitten im Gespräch eine Pause zu machen oder zu stocken („Blackout"), Blickkontakt bewusst aufzunehmen („aufdringlich") oder abzubrechen („nicht zuhören").[2]

Um eine möglichst große Evidenz der Ergebnisse solcher Verhaltensexperimente zu gewährleisten, ist es sehr wichtig, dass sowohl die getesteten Verhaltensweisen bzw. Symptome als auch die Erwartungen hinsichtlich der Reaktionen anderer Personen vorher genau schriftlich festgelegt werden (z. B. im Verhaltensexperiment-Protokoll).

Fallbeispiel: In-vivo-Verhaltensexperiment

Eine Patientin (vgl. auch S. 46) befürchtete, dass sie errötet, wenn sie im Mittelpunkt der Aufmerksamkeit steht. Als geeigneter Ort für Verhaltensexperimente wurde eine belebte Einkaufsstraße mit Cafés und Läden gewählt. In einem kleinen Laden bezahlte die Patientin an der Kasse mit Kleingeld, womit sie die anderen Kunden und die Kassiererin warten ließ. Sie stellte zu ihrer Überraschung fest, dass weder die anderen Kunden noch

---

2 Diese Verhaltensexperimente unterscheiden sich von sog. Shame-attack-Übungen dadurch, dass lediglich solche Verhaltensweisen oder Symptome absichtlich gezeigt und überprüft werden, die im sozialphobischen Überzeugungssystem als peinlich oder blamabel gelten, von den meisten Menschen jedoch als sozial tolerables Phänomen betrachtet werden. In Shame-attack-Übungen wird hingegen ein Verhalten gezeigt, das die allgemeinen sozialen Regeln eindeutig überschreitet und von den meisten Menschen als peinlich erlebt werden würde. Shame-attack-Übungen erscheinen aus der Perspektive der kognitiven Therapie nicht hilfreich, da eine Umbewertung des normalerweise gezeigten, als peinlich erlebten Verhaltens nicht erzielt werden kann. In manchen Fällen erscheint das Vorgehen sogar kontraproduktiv, indem die Erfahrungen ein zusätzliches, soziales „Trauma" hervorrufen, da sich der Patient in der Realität der Lächerlichkeit preisgibt.

die Kassiererin negativ reagierten. Auch glaubte sie, dass sie nicht so stark errötet sei wie erwartet.

In einem weiteren Verhaltensexperiment ließ sie sich in einem Geschäft zu Kosmetikprodukten beraten. Dabei befürchtete sie, dass die Verkäuferin sie anstarren werde und ihre Gesichtsröte bemerken werde. Wieder musste sie feststellen, dass die Verkäuferin sehr freundlich war und der Patientin noch zu ihrer guten Haut Komplimente machte. Um zu überprüfen, wie andere über Erröten wirklich denken, führte sie gemeinsam mit der Therapeutin eine Umfrage durch. Dabei hatte sie ebenfalls die Befürchtung zu erröten und von den Befragten negative Kommentare zu erhalten. Das Ergebnis der Umfrage erstaunte sie. Nicht nur gaben fast alle Befragten an, selbst zu erröten, sondern alle sahen dies als völlig normal an und berichteten, dass Erröten weit weniger auffalle, als man es glaube. Keiner dachte, dass Menschen, die erröten, automatisch unattraktiv seien.

Schließlich beschloss die Patientin zu überprüfen, wie andere reagieren, wenn sie wirklich erröte und dann die Aufmerksamkeit auf sich ziehe. Gemeinsam mit der Therapeutin legte die Patientin viel Rouge auf. Zunächst führte die Therapeutin das Verhaltensexperiment in einem Café durch und stieß ein Wasserglas um. Anschließend suchten beide ein zweites Café auf und nun stieß die Patientin eine Kaffeetasse um. Ihre Überzeugung war, dass der Kellner sie anfahren werde und die anderen Gäste sie anstarren werden. Dann würde der Kellner eine Bemerkung machen über ihre Gesichtsröte. Die Patientin musste feststellen, dass keiner der Gäste Notiz von der umgeworfenen Kaffeetasse nahm. Der Kellner brachte gleich einen Lappen und versicherte der Patientin, dass dies oft passiere und er ihr gerne einen neuen Kaffee bringe.

Merke: Umfragen

Normalerweise lassen sich in In-vivo-Verhaltensexperimenten kaum eindeutige verbale Rückmeldungen von anderen Personen erfassen, wie sie über solche Verhaltensweisen denken, die für Sozialphobiker peinlich sind. Sogenannte Umfragen stellen eine Möglichkeit dar, die Einstellungen von anderen Personen direkter zu erfassen.

In Umfragen können andere Personen nach ihrer Meinung befragt werden, was sie über ein bestimmtes Verhalten oder ein Symptom denken, das aus der Sicht des Patienten peinlich ist. Sie können z. B. mit Hilfe von E-Mails durchgeführt werden. Die Fragen werden vom Patienten ausgesucht. Umfragen beginnen mit relativ offenen Fragen und führen auf spezifische Fragen zu der befürchteten Reaktion hin. Ein Beispiel für eine Umfrage zum Erröten könnte folgendermaßen lauten:

1. Sind Sie jemals errötet?
2. Was bringt Sie zum Erröten?
3. Wenn Sie erröten, was denken Sie darüber?
4. Wie gut bemerken Sie, wenn andere erröten?

5. Wenn Sie bemerken, dass jemand errötet, was denken Sie dann über diese Person?
6. Würden Sie denken, die Person sei ... (Befürchtung des Patienten, z. B. merkwürdig)?
7. Wenn Sie bemerken, dass jemand in einer normalen Unterhaltung errötet, was würden Sie über die Gründe vermuten?

Um einen möglichst repräsentativen Querschnitt von Meinungen zu erhalten, sollten möglichst viele Personen (je nach Aufwand zwischen 10 und 15 Personen) befragt werden. Vor der nächsten Therapiesitzung stellt der Therapeut alle Antworten zu jeder Frage in einer Liste zusammen. In der Therapiesitzung werden die Antworten dann mit dem Patienten besprochen. Entgegen den Erwartungen der Patienten zeigt sich meist, dass die aus Sicht des Patienten problematischen Verhaltensweisen oder Symptome seltener wahrgenommen und wesentlich weniger kritisch beurteilt werden. Für manche Patienten bedeutet es auch eine Entlastung, zu sehen, wie unterschiedlich und subjektiv die Bewertungen sein können.

4.4.4 Selbstgeleitete Verhaltensexperimente

Für den Erfolg der Therapie ist es von großer Bedeutung, dass der Patient weitere Verhaltensexperimente selbstständig als Hausaufgabe durchführt. Diese werden gemeinsam mit dem Therapeuten in der Sitzung vorbesprochen und geplant (geeignete Situationen, Verhalten des Patienten, Operationalisierung der erwarteten Reaktionen). Die anschließende Besprechung der Ergebnisse von selbstangeleiteten Verhaltensexperimenten in den Therapiesitzungen ist wichtig, um die Erfahrungen auch auf verbaler Ebene zu konsolidieren und neue Bewertungsmuster aufzubauen. Hierfür wird das Verhaltensexperiment-Protokoll verwendet. Oft ergeben sich bei der Besprechung der Hausaufgaben neue Fragestellungen, die dann in der Sitzung in einem weiteren Verhaltensexperiment überprüft werden können (z. B. wenn der Patient bestimmtes Sicherheitsverhalten durchgeführt hat und bei der Besprechung der Hausaufgabe das Nicht-Eintreten der Katastrophe auf das Sicherheitsverhalten zurückführt. Idealerweise führen Patient und Therapeut dann ein Verhaltensexperiment durch, bei dem der Patient diesmal gezielt das Sicherheitsverhalten weglässt). Bei der Besprechung der Hausaufgaben ist zu beachten, dass Patienten anfangs oft Schwierigkeiten haben, das gesamte Sicherheitsverhalten zu unterlassen. Die Besprechung dient auch zur Identifikation subtiler Verhaltensweisen, die zur Aufrechterhaltung der sozialphobischen Überzeugungen beitragen, und die im weiteren Verlauf der Therapie berücksichtigt werden müssen. Zusätzliche Fortschritte können oftmals dadurch erzielt werden, dass man mit dem Patienten eine „Null-Vermeidungs-Woche“ vereinbart, in der dieser konsequent auf seine Sicherheitsverhaltensweisen verzichtet.

Patient protokolliert selbstgeleitete Verhaltensexperimente

4.5 Weitere Methoden zur Umstrukturierung sozialphobischer Überzeugungen

Der hier vorgestellte Behandlungsansatz legt den Schwerpunkt auf die Veränderung von sozialphobischen Überzeugungen durch Verhaltensexperimente. Diese werden gemeinsam mit verbalen Methoden zur kognitiven Umstrukturierung eingesetzt. In Kapitel 4.4 haben wir bereits die kognitive Vorbereitung der Verhaltensexperimente und die Rolle von Umfragen zur Umstrukturierung von Überzeugungen angesprochen. Im Folgenden werden einige weitere verbale Techniken genauer vorgestellt. Sie sind besonders wichtig bei der Modifikation von antizipatorischen und nachträglichen Verarbeitungsprozessen sowie von dysfunktionalen Grundüberzeugungen. Generell sei betont, dass sich die Planung der therapeutischen Interventionen nicht an Techniken orientieren sollte, sondern daran, wie die problematischen Überzeugungen am besten infrage gestellt und der Realität angepasst werden können.

4.5.1 Identifikation und Bearbeitung negativer automatischer Gedanken

Fragebogen zu sozialphobischen Kognitionen

Sobald der Patient durch das Experiment zum Sicherheitsverhalten und das erste Videofeedback bereit ist, seine Überzeugungen zu prüfen, können die negativen Gedanken aus dem individuellen Modell explizit hinterfragt werden. Dabei kann der „Fragebogen zu sozialphobischen Kognitionen" (SPK, vgl. Anhang, S. 118) ein wichtiges Hilfsmittel sein, um weitere typische negative automatische Gedanken in sozialen Situationen zu identifizieren.

Eine weitere Technik, automatische Gedanken und ihnen zugrunde liegende Überzeugungen zu erfassen, ist die Pfeil-Abwärts-Technik (vgl. Beispiel). Hierbei fragt der Therapeut den Patienten, was er in einer angstauslösenden Situation genau befürchtet, und sukzessive danach, was daran schlimm wäre. Hierdurch werden oftmals eine verzerrte Logik seiner Schlussfolgerungen und grundlegende, dysfunktionale Überzeugungen deutlich.

Beispiel: Pfeil-Abwärts-Technik

Pat.: Ich vermeide Situationen, in denen ich mit Kunden ein Verkaufsgespräch führen muss.

Th.: Was befürchten Sie, könnte passieren?

Pat.: Ich könnte im Gespräch anfangen zu schwitzen.

Th.: Und was wäre dann?

Pat.: Mein Gesprächspartner könnte es sehen.

Th.: Welche Bedeutung hätte es, wenn Ihr Gesprächspartner sieht, dass Sie schwitzen?

Pat.: Er könnte denken, dass ich nervös bin.

Th.: Was wäre das Schlimme daran?

Pat.: Er würde sich darüber wundern, dass ich in einer solchen Situation nervös werde.

Th.: Welche Bedeutung hat es für Sie, wenn er sich wundern würde?

Pat.: Es zeigt, dass eine solche Situation für andere Menschen eine Leichtigkeit ist.

Th.: Was ist das Schlimme daran?

Pat.: Wenn ich sogar schon in dieser Alltagssituation nervös bin, heißt das, dass ich ein Versager bin.

Th.: Die Tatsache, dass Sie in einem Verkaufsgespräch zu schwitzen anfangen, beweist, dass Sie ein Versager sind?

Pat.: …

Sokratischer Dialog

Eine grundlegende Technik, um die Evidenz von negativen automatischen Gedanken zu überprüfen, ist der Sokratische Dialog. Die Disputation negativer Gedanken umfasst folgende Schritte (Beck, 1998):

1. Sammeln von Anhaltspunkten („Beweisen"), die für das Zutreffen der Überzeugung sprechen,
2. Aufdecken systematischer Verzerrungen des Denkens („Logische Fehler"),
3. Sammeln von Gegenargumenten („Gegenbeweisen"),
4. Formulierung einer angemesseneren Bewertung („rationale Antwort").

Fragetechniken des Sokratischen Dialogs

- Welche Anhaltspunkte gibt es für die Sichtweise?
- Woran konnten Sie das feststellen?
- Welche anderen Sichtweisen gibt es?
- Wie würde ein anderer darüber denken?
- Was würde ich denken, wenn ein anderer … zeigt?
- Wie denke ich an einem Tag darüber, an dem ich mich besser fühle?
- Was ist das Schlimmste, was passieren könnte?
- Ist das Schlimmste bisher schon einmal eingetreten? Warum nicht?

Die verbale Sammlung von Gegenbeweisen kann dazu dienen, erste Zweifel an der Gültigkeit der Überzeugungen zu wecken. Die entscheidende Methode zur Sammlung von Gegenbeweisen bei der Sozialen Angststörung, wie auch bei anderen Angststörungen, bleiben jedoch Verhaltensexperimente.

Bei Angststörungen beziehen sich die Befürchtungen im Allgemeinen auf eine unmittelbare Bedrohung. Diese kann durch Verhaltensexperimente viel wirksamer widerlegt werden, als durch eine rein verbale Sammlung von Gegenbeweisen.

4.5.2 Modifikation antizipatorischer Verarbeitung

Schon im Vorfeld einer sozialen Situation beschäftigen sich Patienten oft mit der erwarteten Blamage und erleben dabei beträchtliche Angst. Diese antizipatorische Verarbeitung geht mit einer hohen Selbstaufmerksamkeit und Vorstellungen über die erwartete negative Wirkung auf andere einher. Dies führt zu Versuchen, der drohenden Katastrophe durch Sicherheitsverhalten (z. B. genau planen, was man sagen will, um nicht langweilig zu wirken) entgegenzuwirken. Oft erinnern sich Patienten auch an vergangene Misserfolge, und dies verstärkt die antizipatorischen Ängste zusätzlich. Dieser Prozess kann dazu führen, dass die Patienten die Situation schließlich sogar völlig vermeiden. In der Therapie kann die antizipatorische Verarbeitung dazu führen, dass die Betroffenen Verhaltensexperimente nicht durchführen oder aber vorher eine sehr hohe Aufmerksamkeit auf eigene Symptome und Vorstellungsbilder entwickeln, sodass sie den Ausgang der zu überprüfenden Situation nicht korrekt beobachten können. Die negativen Auswirkungen von antizipatorischer Verarbeitung sind im folgenden Fallbeispiel veranschaulicht.

> **Fallbeispiel:**
>
> Eine Patientin berichtet, dass sie sich bereits seit Tagen mit dem Ausgang des besprochenen Verhaltensexperimentes beschäftigt. In der vorangegangenen Sitzung sei besprochen worden, einen kurzen Vortrag zu halten, um zu überprüfen, ob die von ihr befürchtete „Katastrophe" tatsächlich eintritt, nämlich, dass sie dabei erröten werde und andere dies bemerken und negativ reagieren werden. Sie frage sich nun ständig, ob nicht doch jemand bemerken werde, dass sie erröte. Für diesen Fall habe sie sich den Vortrag „zur Sicherheit mal auf Karteikärtchen" geschrieben, die sie „im Notfall" vorlesen wolle. Am Tag des Vortrages selbst ist sie aufgeregt, klagt über Magenschmerzen und überlegt kurzzeitig, nicht zur Therapiesitzung zu erscheinen. Vor lauter Aufregung und ganz in Gedanken an die bevorstehende Situation ist sie an der falschen Haltestelle ausgestiegen und verspätet sich zum Termin.

Um der antizipatorischen Verarbeitung entgegenzuwirken ist zunächst entscheidend, dass Patienten dieser Prozess bewusst wird. So berichten die Patienten häufig davon, dass es ihnen ein Gefühl von Sicherheit gibt, sich mit allen möglichen Ausgängen einer sozialen Situation zu befassen und sich schon mal „innerlich" darauf vorzubereiten. Der hohe Preis dieser Kontrollerfahrung kann mit einer Pro- und Contra-Liste kritisch hinterfragt werden.

Im Hinblick auf die antizipatorische Verarbeitung ist es sehr wichtig, dass der Patient lernt, zwischen angemessener und überzogen-grüblerischer antizipatorischer Verarbeitung zu unterscheiden.

Um die ungünstige Wirkung antizipatorischer Verarbeitung aufzuzeigen, ist die Besprechung einer kürzlich zurückliegenden Situation, die der Patient bewältigt hat, sinnvoll. Welche Vorstellungen hatte der Patient zuvor über die soziale Situation? Sind die Vorhersagen eingetreten? Wenn er eine Wette abschließen sollte, bei der es um viel Geld geht, würde er sich auf seine Vorhersagen verlassen? Im Anschluss genügt oft eine Diskussion der Vor- und Nachteile der antizipatorischen Verarbeitung, um den Patienten zu motivieren, diese aufzugeben. Insbesondere die Aufgabe des vorbereitenden Sicherheitsverhaltens ist hierbei wichtig.

Patienten motivieren, antizipatorische Verarbeitung aufzugeben

Verhaltensexperiment zu antizipatorischer Verarbeitung

Eine weitere Möglichkeit, die Auswirkungen des antizipatorischen Grübelns zu überprüfen, sind Verhaltensexperimente. Dabei werden zunächst die Erwartungen zu einer bevorstehenden Situation operationalisiert und protokolliert. Häufig haben Patienten die Erwartung, dass sie der Situation ohne diese Vorbereitung nicht gewachsen sein würden. Überprüft wird nun, wie sich das Unterlassen antizipatorischer Verarbeitung auf das Erleben der Situation sowie auf die Reaktionen der anderen beteiligten Personen auswirkt. Beispielsweise kann eine Situation aus dem Berufsleben simuliert werden, in der dem Patienten angekündigt wird, dass er in zehn Minuten eine kurze Rede vor mehreren unbekannten Personen halten soll. Vorher soll er jedoch noch ein Gespräch mit einem Kollegen (gespielt vom Therapeuten) führen, sodass keine Zeit für eine Vorbereitung bleibt. Der Patient wird vor Beginn des Verhaltensexperiments gebeten, seine Erwartungen einzuschätzen (z. B. wie gut er die Rede halten wird, wie angespannt er sein wird, ob bestimmte Angstsymptome auftreten etc.). Im Anschluss an die Rollenspiel-Situation gibt der Patient erneut eine Einschätzung auf den gleichen Dimensionen ab wie zuvor. Der Vergleich der beiden Einschätzungen zeigt in der Regel, dass die Erwartungen deutlich negativer sind als die Bewertungen in der Situation selbst.

Eine weitere Möglichkeit, um die die Aufmerksamkeit von der antizipatorischen Verarbeitung auf die aktuelle Situation zu richten, ist eine Wiederholung des Aufmerksamkeitstraining (vgl. Kapitel 4.3.3).

Die Maßnahmen zielen darauf ab, *vor* angstauslösenden sozialen Situationen – wie auch *in* den Situationen – die Aufmerksamkeit nach außen, auf soziale Aufgaben zu konzentrieren, und Sicherheitsverhalten zu unterlassen. Bei Leistungssituationen fällt es den Patienten jedoch häufig schwer, zwischen „angemessener" Vorbereitung und überzogener antizipatorischer Verarbeitung zu unterscheiden. Hier ist es hilfreich, gemeinsam mit dem Patienten zu besprechen, welche Anforderungen in der Situation an ihn gestellt werden und welche Vorbereitungen hierzu realistischerweise notwendig sind.

4.5.3 Abbau nachträglicher Verzerrung durch Grübeln

Auch nach einer sozialen Situation setzt sich die verzerrte Verarbeitung fort. Obwohl Patienten möglicherweise keine negativen Erfahrungen gemacht haben, wird die Situation im Rückblick gedanklich erneut durchgespielt. Dabei werden die in der Situation erlebten Angstgefühle, die hohe Selbstaufmerksamkeit und Vorstellungsbilder erneut aktiviert und es entsteht eine negative Wahrnehmung. Zweideutige Hinweise oder Reaktionen werden dann durch die negative Selbstwahrnehmung als Zeichen der Ablehnung interpretiert und die Situation wird negativer beurteilt, als sie in Wirklichkeit war. Der Erfolg der Situation (z. B. Eindruck, den der Patient auf andere machte; Sichtbarkeit der Symptome) wird im Nachhinein negativer als in der Situation bewertet. Der offenkundige Nachteil solcher nachträglichen Verarbeitungsprozesse ist, dass neutrale und selbst positiv verlaufene Situationen als Versagen oder Blamage umbewertet und auf diese Weise die sozialphobischen Überzeugungen aufrechterhalten werden. Dieser Effekt gefährdet auch Fortschritte in der Therapie, da Patienten nach einer erfolgreichen Therapiesitzung im Nachhinein zu negativen Schlussfolgerungen kommen können.

Nachträgliche Umbewertung positiver Erfahrungen

Ein weiterer Faktor, der zu einer nachträglichen negativen Umdeutung von möglicherweise positiven oder neutralen Erfahrungen führt, ist die Erinnerung an frühere Misserfolge. Patienten erinnern sich selektiv an die Serie vergangener Misserfolgserfahrungen und reihen die aktuelle Interaktion in diese Serie ein. Die Folge ist, dass auch neutrale Reaktionen anderer oder eigentlich unbedeutende Aspekte der Interaktionen als Bestätigung, sozial inadäquat zu sein, interpretiert werden, und hierdurch die sozialphobischen Überzeugungen verstärkt werden (sogenanntes *emotional reasoning*).

Die Demonstration des Effekts der nachträglichen Verzerrung setzt voraus, dass die Patienten bereits Zweifel daran entwickelt haben, dass ihre Gefühle in sozialen Situationen und der Eindruck ihres „sichtbaren Selbst“ irreführend sind (also im allgemeinen nach drei bis vier Sitzungen). Zunächst geht es darum, dem Patienten zu zeigen, dass der Prozess der nachträglichen Verzerrung stattfindet. Die Verzerrungen können mithilfe von Aufzeichnungen aus vorher bearbeiteten Verhaltensexperimenten in der Sitzung verdeutlicht werden. Der Patient wird aufgefordert, sich an die Situation zu erinnern und diese erneut hinsichtlich seines Verhaltens/seiner Symptome und der Reaktion der Interaktionspartner zu bewerten. Danach werden die retrospektiven Einschätzungen mit den Einschätzungen verglichen, die direkt im Anschluss an das Verhaltensexperiment erhoben wurden. Es ist hier auch sinnvoll, die Videoaufnahmen aus der früheren Sitzung noch einmal anzusehen und erneut aus der Perspektive eines objektiven Beobachters zu beurteilen. Beides zeigt in der Regel, dass der Patient beim Nachgrübeln über die Situation

Demonstration an vergangenen Bewertungen

einen negativeren Eindruck von seinem eigenen Verhalten und Erscheinungsbild entwickelt hat. Auch die Tagebücher zu Verhaltensexperimenten können entsprechend genutzt werden. Direkt im Anschluss an eine kritische Situation werden Einschätzungen zum eigenen Verhalten und der Bewertung durch andere Personen notiert. Zu einem späteren Zeitpunkt wird erneut eine Einschätzung abgegeben und mit den vorangegangenen verglichen. In der Regel zeigt sich, dass die Bewertungen mit zunehmendem zeitlichen Abstand negativer werden.

Als nächstes geht es darum, den Inhalt und Prozess der nachträglichen Verzerrung zum Negativen mit dem Patienten nachzuvollziehen. Der Therapeut bittet den Patienten, den exakten Inhalt der nachträglichen Verarbeitung auszusprechen bzw. als Hausaufgabe zu protokollieren. Hierbei wird klar, dass sich der Patient in der nachträglichen Verarbeitung selektiv auf seine Gefühle und seinen Eindruck des „sichtbaren Selbst" in der Situation konzentriert und diese immer wieder durchspielt. Dadurch wird seine Überzeugung, er müsse ängstlich, unsicher, merkwürdig etc. auf andere gewirkt haben, mit wachsendem Abstand zur Situation immer größer. Die Reaktion anderer Personen hingegen spielt bei der nachträglichen Verarbeitung kaum eine Rolle. Dies führt zu der Schlussfolgerung, dass der Patient bei der nachträglichen Verarbeitung irreführende Informationen verwendet. Der Therapeut erinnert hierbei den Patienten an seine Erfahrungen mit dem Videofeedback: Gefühle und Vorstellungsbilder sind keine gute Informationsquelle.

Es folgt eine Diskussion der Vor- und Nachteile der nachträglichen Verarbeitung mit dem Ergebnis, dass der Patient sich entscheidet, diese Form der Verarbeitung aufzugeben. Wenn der Patient sich in den folgenden Wochen dabei ertappt, dass er über vergangene soziale Situationen nachgrübelt, soll er diesen Prozess abbrechen und sich daran erinnern, dass er ungültige Informationen beim Grübeln verwendet.

Merke: Veränderung von antizipatorischen und nachträglichen Verarbeitungsprozessen

Schritte:

1. Identifikation der Prozesse
2. Demonstration, dass verzerrte Informationsverarbeitung vorliegt
3. Diskussion der Vor- und Nachteile
4. Vereinbarung, antizipatorische und nachträgliche Verarbeitung aufzugeben

Methoden:

- Sokratischer Dialog
- Auswertung von Tagebüchern zu Verhaltensexperimenten/Gedanken
- Verhaltensexperimente
- Aufmerksamkeitstraining

4.6 Veränderung dysfunktionaler Grundüberzeugungen

Dysfunktionale Grundüberzeugungen, die sich z. B. in einem negativen Selbstwertgefühl äußern, werden sowohl in Verhaltensexperimenten als auch durch verbale Methoden hinterfragt. Zur Veränderung des negativen Selbstbildes, das in den verzerrten bildhaften Vorstellungen „konserviert“ ist und häufig auf zentralen biografischen Erlebnissen basiert, werden zusätzlich Imaginationstechniken eingesetzt.

4.6.1 Generelles Vorgehen

Durch die Exploration von negativen automatischen Gedanken und durch entsprechende Fragebögen, wie z. B. den SPK (siehe auch die Liste mit Beispielen für typische sozialphobische Grundüberzeugungen im Anhang, vgl. S. 123), werden bestimmte, wiederkehrende Schemata der Selbstbewertung deutlich, aus denen sich explizit formulierte Grundüberzeugungen ableiten lassen. Für Personen mit Sozialen Angststörungen, vor allem mit generalisiertem Subtyp, sind folgende Grundüberzeugungen besonders typisch:

1. Negatives Selbstbild (z. B. „Ich bin ein Versager“),
2. übermäßig kritische Sichtweise von anderen Menschen („Jedes Zeichen von Schwäche wird bestraft“),
3. Perfektionismus („Ich muss immer intelligent und witzig sein“).

Solche Grundüberzeugungen sind jedoch in der Regel vage und wenig ausdifferenziert; dies ist ein möglicher Grund, warum sie trotz gegensätzlicher Erfahrungen fortbestehen können. Deshalb ist ein erster wichtiger Interventionsschritt, solche globalen Bewertungsmuster zu operationalisieren und konkrete Kriterien zu entwickeln, die das Zutreffen von Grundüberzeugungen überprüfbar machen.

Berücksichtigung globaler Selbstbewertungen in Verhaltensexperimenten

Wenn Grundüberzeugungen frühzeitig erkannt werden, können sie schon von Beginn an in Verhaltensexperimenten mitberücksichtigt werden. Ein negatives Selbstbild wird beispielsweise geprüft, indem der Patient neben eher spezifischen Befürchtungen (z. B. Zittern) auch solche globalen Dimensionen (z. B. „Versager sein“) einschätzen soll. Durch die Beurteilungen aus unterschiedlichen Perspektiven und Settings der Verhaltensexperimente wird dem Patienten deutlich, dass die Selbsteinschätzung nicht nur sehr variabel, sondern deutlich negativ verzerrt ist.

Umfragen zur Bewertung kritischen Verhaltens durch andere

Eine weitere Methode zur Beeinflussung von globalen Grundüberzeugungen sind die im Kasten auf Seite 84 beschriebenen Umfragen. So gehen viele Sozialphobiker davon aus, dass Menschen andere immer sehr kritisch bewerten und jede Abweichung von der Norm als persönliche Schwäche oder Versagen interpretieren und verurteilen. Umfragen können demgegenüber verdeutlichen, dass häufig nur ein sehr geringer Anteil der befragten Personen negativ über spezifische Verhaltensweisen oder Symptome urteilt. Perfektionistische oder rigide Regeln können in Verhaltensexperimenten hinterfragt werden, in denen die Bandbreite von sozialen Verhaltensweisen erweitert und die Peinlichkeit von bestimmten Verhaltensweisen getestet wird (vgl. Kapitel 4.3.3). Patienten überschreiten gezielt eigene problematische, z. B. rigide Regeln sozialer Interaktion, und beobachten, wie andere Personen auf diese Regelverletzung reagieren.

Mit Hilfe von Fragebögen (z. B. dem SPK, vgl. Anhang, S. 118) lässt sich im Therapieverlauf erfassen, welche dysfunktionalen Grundüberzeugungen weiterhin bestehen und in nachfolgenden Sitzungen gezielter bearbeitet werden sollten. Zusätzlich ist es sinnvoll, weitere kognitive Methoden zur Veränderung der Grundüberzeugungen einzusetzen.

Ziel dieser Methoden ist es, dass der Patient durch *geleitetes Entdecken* seine Überzeugungen bewusst erkennt und lernt, diese zu hinterfragen und nicht mehr automatisch als „wahr" zu betrachten. Tabelle 6 gibt eine allgemeine Übersicht über grundlegende Methoden wieder, die in der kognitiven Therapie zur Identifikation und Veränderung von Grundüberzeugungen verwendet werden.

Tabelle 6: Grundlegende Techniken der kognitiven Umstrukturierung

Technik	Ziel	Vorgehen
Kosten-Nutzen-Analyse	Stärkung der Veränderungsmotivation	Gegenüberstellen von Vor- und Nachteilen einer Überzeugung
Pfeil-Abwärts-Technik	Identifizierung von Schemata	Herleitung grundlegender dysfunktionaler Überzeugungen aus negativen automatischen Gedanken
Sokratischer Dialog/ Geleitetes Entdecken	Überprüfung von Einschätzungen	Gezieltes Fragen nach Evidenzen
Tortendiagramme	Differenzierung von Ursachenzuschreibungen	Verdeutlichung möglicher Einflussfaktoren für ein bestimmtes Ereignis
Umfragen	Überprüfen von Vorhersagen darüber, was andere über bestimmte Symptome und Verhaltensweisen denken	Fragen formulieren, die die Vorhersagen prüfen, zunächst offene Fragen, dann spezifische; eine Reihe von Personen beantwortet die Fragen schriftlich oder auf einer Ton- oder Videoaufnahme; Rückmeldung der Antworten

Neben den bereits in Kapitel 4.5 beschriebenen Techniken stellt das Tortendiagramm eine Möglichkeit dar, einseitige Bewertungen von Ereignissen,

z. B. als Hinweis auf eigenes Versagen, zu verdeutlichen. Dabei wird die Bedeutung von Einflussfaktoren durch unterschiedlich große Kreissegmente symbolisiert. Eine andere Möglichkeit ist die Veranschaulichung der exzessiven Gewichtung der Bewertung durch andere Personen. So kann der Therapeut den Patienten bitten, zunächst eine Einschätzung zu geben, welche Bedürfnisse in seinem aktuellen Leben von Bedeutung sind (vgl. Abbildung 8). Gemeinsam werden nun die Vor- und Nachteile der Gewichtung unterschiedlicher Lebensziele diskutiert und eine ideale Gewichtung der unterschiedlichen Bedürfnisse als Zielzustand in einem weiteren Tortendiagramm veranschaulicht.

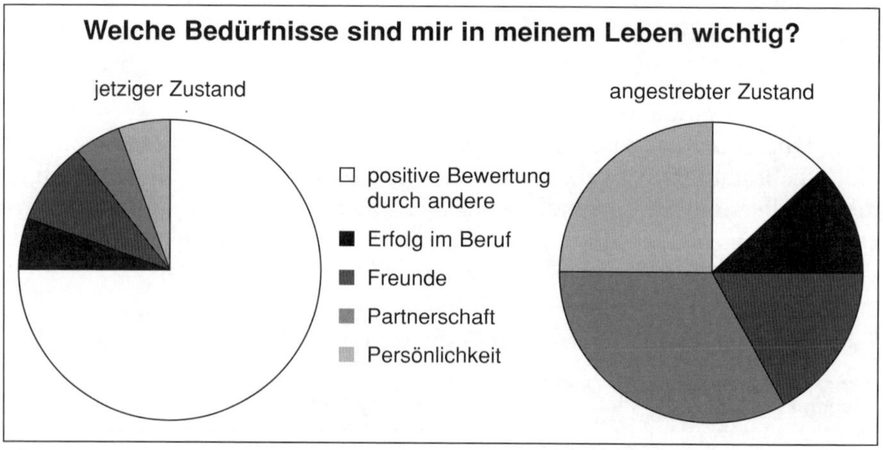

Abbildung 8: Beispiel für ein Tortendiagramm – Welche Bedürfnisse sind mir in meinem Leben wichtig?

Durch die dargestellten Techniken kann die Einsicht in dysfunktionale Überzeugungen vertieft werden. Ein rein intellektuelles Verständnis ist jedoch nicht ausreichend, um Grundüberzeugungen zu verändern. Nachhaltige Veränderungen werden meist nur durch unterstützende Erfahrungen im konkreten Lebensalltag erzielt. Deshalb sollten die Schlussfolgerungen aus verbalen Interventionen kontinuierlich anhand von Verhaltensexperimenten validiert werden (vgl. Kapitel 4.4.1 und Kapitel 4.4.2).

4.6.2 Überwindung eines negativen Selbstbildes

Die meisten Sozialphobiker, insbesondere des generalisierten Subtyps, haben ein negatives Selbstbild. Aus kognitiver Sicht handelt es sich hierbei um unkonditionale Grundüberzeugungen bezüglich des Selbst (z. B. „Ich bin nicht liebenswert"), die im Gegensatz zu konditionalen Überzeugungen (z. B. „Wenn ich zittere, denken andere, ich bin psychisch krank") nicht an das Auftreten von inakzeptablem Verhalten oder Symptomen gebunden sind. Typisch für ein negatives Selbstbild sind globale Selbstbewertungen wie „unzulänglich, schlecht, unfähig, langweilig, nichts wert, nicht liebenswert“ zu sein. In der Therapie wird die Evidenz solcher Überzeugungen sowohl durch verbale Techniken wie auch durch Verhaltensexperimente systematisch geprüft, um ein differenzierteres Bild des Selbst zu erreichen.

Differenzierung von globalen negativen Selbstbewertungen

Profilvergleiche

Da Grundüberzeugungen bezüglich des Selbst wenig differenziert sind, besteht ein erster therapeutischer Schritt häufig in der Operationalisierung der Dimension. Der Therapeut bittet den Patienten, Kriterien anzugeben, die die Selbstbewertungsdimension genauer beschreiben. Zur Grundüberzeugung „Ich bin ein Versager“ könnten z. B. „erfolgreich im Beruf“, „befriedigende Partnerschaft“, „Freunde haben“, „intelligent sein“ und andere Aspekte gehören. Diese Merkmale werden in einer Liste notiert und mit Hilfe von Linien als kontinuierliche Urteilsskalen von „überhaupt nicht zutreffend“ bis „völlig zutreffend“ dargestellt (vgl. Abbildung 9).

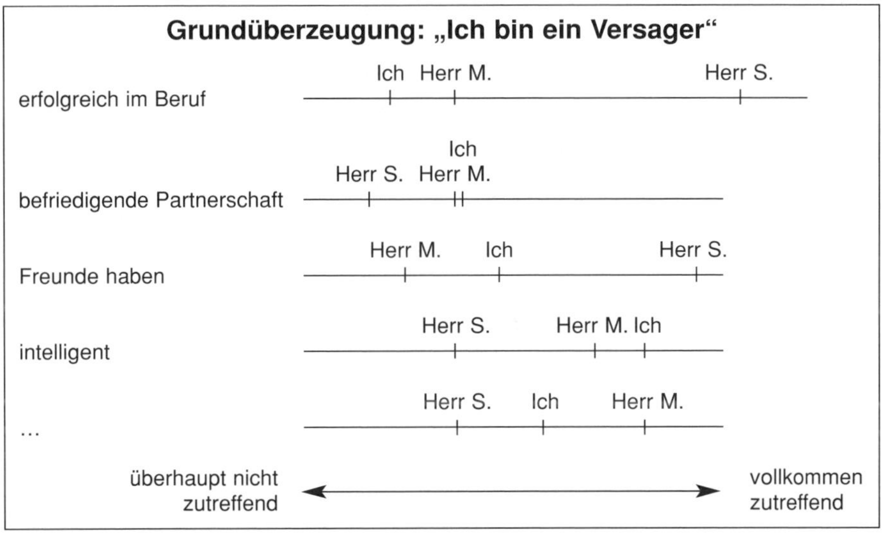

Abbildung 9: Beispiel für einen Profilvergleich

Nun bittet der Therapeut den Patienten, zunächst eine Reihe anderer Personen hinsichtlich dieser Merkmale zu beurteilen. Abschließend wird der Patient gebeten, sich selbst auf diesen Dimensionen einzuschätzen. In der Regel erfüllen andere Personen manche der genannten Merkmale (z. B. ein Versager zu sein) noch stärker als er selbst. Außerdem wird eine große

Variabilität in der Beurteilung anderer und der eigenen Person deutlich. Hierdurch kann der Patient erkennen, dass die Beurteilung anderer und von sich selbst als „Versager" oder als „erfolgreich" eine grobe Vereinfachung darstellt.

Kontinua

Grundannahmen entstehen oftmals auf der Grundlage von dichotomem Denken (z. B. entweder ich bin attraktiv oder ich bin langweilig). Durch die Bildung von kontinuierlichen Bewertungsskalen (sog. Kontinua) kann ein solches Alles-oder-Nichts-Denken aufgelöst werden. Hierbei wird eine Dimension (z. B. attraktiv vs. langweilig) ausgewählt und als visuelle Analogskala mit den Endpunkten 0 und 100 aufgezeichnet (vgl. Abbildung 10).

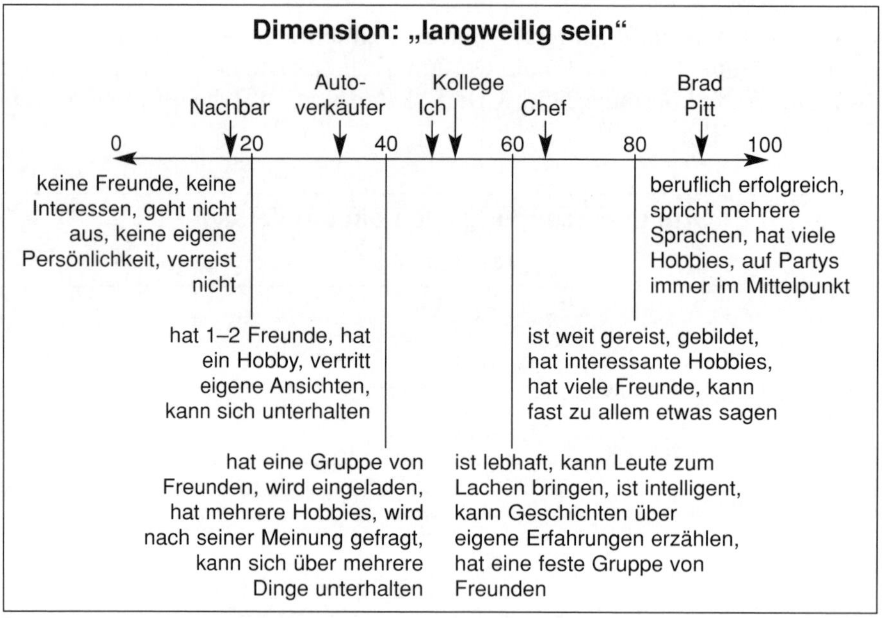

Abbildung 10: Beispiel für ein Kontinuum

Einschätzung verschiedener Personen auf Dimensionen

Der Therapeut bittet nun den Patienten, Abstufungen zwischen den Bewertungspolen zu definieren. Dann werden nach und nach die verschiedenen Grade (20, 40 usw.) mit Beispielen versehen. Der Patient kann nun den verschiedenen Ausprägungen Menschen zuordnen, die er kennt. Schließlich gibt er sich selbst einen Platz auf diesem Kontinuum (z. B. 50). Durch die Einschätzung anderer Personen wird deutlich, dass der Patient andere Personen nicht nach der Regel „entweder langweilig oder attraktiv", sondern nach einem mehr oder weniger bezüglich bestimmter Attribute einstuft. Der

Therapeut kann im anschließenden Sokratischen Dialog mit dem Patienten hinterfragen, welche Gründe für eine weniger flexible Beurteilung der eigenen Person gegenüber anderen Menschen spricht.

Vorurteils-Technik und Positiv-Tagebuch

Ein negatives Selbstbild wird dadurch aufrechterhalten, dass negative Erfahrungen selektiv hervorgehoben und positive Erfahrungen nicht wahrgenommen werden. Durch die sogenannte Vorurteils-Technik (Padesky, 1993) kann dem Patienten zunächst verdeutlicht werden, wie er sich einseitig und in verzerrter Weise negativ beurteilt und dabei positive Aspekte übergeht. Der Therapeut fragt den Patienten zunächst, ob er jemanden kennt, der Vorurteile in Bezug auf eine Personengruppe (z. B. Arbeitslose, Homosexuelle, Personen aus anderen Ländern) hat. Weiterhin fragt er ihn, wie diese Person mit Beobachtungen umgeht, die das Vorurteil unterstützen; und wie sie mit Beobachtungen umgeht, die gegen das Vorurteil sprechen. In der Regel können als Strategien beispielsweise abwerten, verzerren, als Ausnahme deklarieren oder auch ignorieren herausgearbeitet werden.

Dann wird der Patient gebeten, Möglichkeiten zu nennen, wie man jemandem helfen könnte, diese Vorurteile zu überwinden. Zumeist geben Patienten an, dass sie die Aufmerksamkeit der Person stärker auf die Aspekte lenken würden, die gegen das Vorurteil sprechen. Abschließend leitet der Therapeut den Patienten zu der Erkenntnis, dass seine Grundüberzeugung, „nicht attraktiv", „ein Versager" etc. zu sein, ein Vorurteil darstellt, an dem er hartnäckig festhält.

Festhalten von Ereignissen, die der Grundüberzeugung widersprechen

Hierdurch wird eine günstige Begründung für die Einführung eines Positiv-Tagebuchs gegeben. Ziel dieses Tagebuchs ist es, die Aufmerksamkeit für Ereignisse zu erhöhen, die dem negativen Selbstbild widersprechen. Zunächst erstellen Patient und Therapeut eine Liste von möglichen positiven Ereignissen (ca. fünf bis zehn), die in der folgenden Woche beobachtet werden können und die der Grundüberzeugung widersprechen. Hier handelt es sich oft um soziale Reaktionen anderer Personen auf den Patienten. So kann ein Patient, der glaubt, nicht liebenswert zu sein, z. B. festhalten, wie oft in der kommenden Woche jedes der folgenden Ereignisse eintritt: Jemand lächelt mich an; jemand fragt mich etwas Persönliches; jemand macht mir ein Kompliment; jemand lädt mich ein; jemand setzt sich neben mich; jemand bleibt mit mir sitzen, wenn andere den Tisch verlassen; jemand tut mir einen Gefallen; jemand hilft mir. Neben dieser Liste werden dann insgesamt sieben Spalten für die Wochentage gezeichnet, in die der Patient dann die jeweiligen Ereignisse einträgt (vgl. Abbildung 11). Ereignisse, die der Grundüberzeugung entsprechen, werden nicht protokolliert.

Im Allgemeinen stellt der Patient durch das Positiv-Tagebuch fest, dass es sehr viel mehr Hinweise für eine positive Sichtweise des Selbst gibt, als er bislang wahrgenommen hat, und dass er diese, wie bei Vorurteilen, entweder ignoriert, vergessen, abgewertet oder verzerrt hat. Oftmals berichten Patienten auch von einigen Ereignissen, die eher für die negative Grundüberzeugung sprechen. Diese werden im Rahmen eines Sokratischen Dialoges hinterfragt. Oft gibt es harmlosere Erklärungen für diese Ereignisse als die Gültigkeit der Grundüberzeugung. Beispielsweise bedeutet die Tatsache, dass ein Kollege nur kurz mit ihm sprach, nicht, dass ihm der Patient unsympathisch ist. Andere Erklärungen wären zum Beispiel, dass der Kollege in Eile war, oder dass der Patient aufgrund seines Sicherheitsverhaltens an der Unterhaltung nicht interessiert schien.

Positiv-Tagebuch: „unattraktiv sein"

Mögliche Hinweise auf Attraktivität	Mo.	Di.	Mi.	Do.	Fr.	Sa.	So.
angelächelt werden	✓✓	✓✓✓	✓✓✓✓	✓✓✓	✓✓✓✓	✓✓✓✓✓	✓✓✓✓✓
ein Kompliment bekommen			✓			✓	
eingeladen werden					✓		
um Hilfe gebeten werden	✓✓			✓			
besucht werden						✓	✓

Evidenz pro

- Habe keinen Partner.
- Werde nicht zur Party eingeladen.
- …
- …
- …
- …

Evidenz contra

- Freund hat sich über Besuch gefreut.
- Nachbar sucht Kontakt zu mir.
- …
- …
- …
- …

Abbildung 11: Beispiel für ein Positiv-Tagebuch

Tabelle 7: Techniken zur verbalen Überprüfung dysfunktionaler Grundüberzeugungen

Technik	Ziel	Vorgehen
Positiv-Tagebuch	Verankerung positiver Eigenschaften im Selbstbild	Systematische Protokollierung von Ereignissen, die einem negativen Selbstbild widersprechen
Bildung von Kontinua	Differenzierung des Selbstbildes	Grafische Darstellung von Zwischenstufen einer Beurteilungsdimension
Profil-Vergleiche	Differenzierung des Selbstbildes	Operationalisierung von unterschiedlichen Merkmalen für eine Dimension des Selbstbildes

4.6.3 Eine neue Sicht vergangener Erfahrungen entwickeln

Ein negatives Selbstbild ist in unterschiedlicher Weise in der Lebensbiografie verankert. Zum einen können frühe Lebenserfahrungen in ungünstiger Weise verarbeitet werden und zur Entstehung und Aufrechterhaltung von Sozialen Angststörungen beitragen. Auch wenn in der Therapie ungünstige Verarbeitungsprozesse und Bewältigungsstrategien abgebaut und die negativen Grundüberzeugungen erfolgreich bearbeitet werden, kann eine gezielte Modifikation der Erinnerungen an die frühen Erlebnisse notwendig sein. Zum anderen können Patienten mit einem negativen Selbstbild dazu tendieren, positive Ereignisse im Leben selektiv auszublenden und dadurch ein verzerrtes, negatives Konzept ihres bisherigen Lebens herzustellen.

Imagery Rescripting früher sozial traumatischer Erinnerungen

Wie bereits in Kapitel 4.1.2 erwähnt, spielen verzerrte Vorstellungsbilder eine wichtige Rolle in der Aufrechterhaltung sozialer Ängste. In diesen Vorstellungsbildern „sehen" die Patienten in stark verzerrter Weise, wie sie aus der Perspektive eines Beobachters in der sozialen Situation auf andere wirken. Diese Vorstellungsbilder scheinen ihre schlimmsten Befürchtungen zu bestätigen. Eine Patientin hatte beispielsweise die Vorstellung, anstelle von leicht rosa Wangen einen leuchtend roten Kopf zu haben, und deshalb lächerlich auszusehen.

Solche wiederkehrende mentalen Bilder können oft auf für die Betroffenen sozial traumatisierende Erlebnisse aus der Kindheit oder Jugend zurückgeführt werden, wie beispielsweise in der Schule gehänselt zu werden oder von Eltern oder Freunden stark kritisiert zu werden (Hackmann et al., 2000). Die Vorstellungsbilder werden in verschiedenen sozialen Situationen immer wieder unverändert aktiviert, ohne durch Informationen, wie die Patienten tatsächlich wirken, korrigiert und aktualisiert zu werden (in einigen Vorstellungsbildern sehen die Patienten sich beispielsweise deutlich jünger als sie gegenwärtig sind). Das Vorstellungsbild löst daher immer noch das gleiche „alte" Gefühl von Bedrohung hervor, welches die Patienten in der damaligen Situation erlebt haben. Beispielsweise können sie sich als Erwachsene in sozialen Situationen wieder *genauso gehänselt* fühlen wie damals auf dem Schulhof. Meist stellen die Patienten selbst keine Verbindung zwischen den früheren demütigenden Erfahrungen und dem wiederkehrenden Vorstellungsbild her. So tritt das verzerrte Vorstellungsbild in sozialen Situationen auf, ohne dass die Patienten sich erinnern, woher es stammt. Es ist daher wichtig, dass der Therapeut gezielt danach fragt, an welche belastenden Situationen aus der Vergangenheit das Vorstellungsbild den Patienten erinnert (vgl. Kasten auf S. 101), um die Verbindung herzustellen und anschließend zu modifizieren.

Für einige Patienten reichen die gegenwartsorientierten Techniken wie Videofeedback, Rückmeldung durch Gesprächspartner, Umfragen und Verhaltensexperimente sehr gut aus, um verzerrte Vorstellungsbilder zu modifizieren. Für viele Patienten mit besonders hartnäckigen Vorstellungsbildern, die auf sozial traumatischen Erfahrungen basieren, sind die Diskriminationstechnik (Aufmerksamkeitszuwendung auf Unterschiede zwischen der aktuellen und der damaligen Situation, vgl. Kasten) und *Imagery Rescripting* hilfreich.

Merke: Diskriminationstechnik

Eine Technik, um wiederkehrende Vorstellungsbilder zu bearbeiten, ist die Diskriminationstechnik. Dabei sollen Patienten auf alle Unterschiede zwischen heute (sie als Erwachsener) und damals (der Erinnerung) achten. Dies ermöglicht ihnen, die Gegenwart so zu verarbeiten, wie sie wirklich ist und sie lernen zu unterscheiden, ob die negativen Gefühle, die sie erleben, auf die aktuelle Situation zurückzuführen sind oder mit alten demütigenden Erinnerungen in Verbindung stehen. Steht das Gefühl in Verbindung mit einer vergangenen Erinnerung, so sollten sich Patienten darauf konzentrieren, mit der Aufmerksamkeit im Hier und Jetzt zu sein und bei dem, was sie heute wissen. Die Patientin aus dem Fallbeispiel von Seite 83 und 102 sollte beispielsweise darauf achten, was ihren Vorgesetzten von ihrem Lehrer unterscheidet.

Eine detaillierte Darstellung der Vorgehensweise bei der Sozialen Angststörung mit Fallbeispielen findet sich bei Wild und Clark (2011). Diese Technik wird erst eingesetzt, wenn die ersten Schritte der Therapie (Experiment zum Sicherheitsverhalten und Selbstaufmerksamkeit, Rückmeldung durch Interaktionspartner, Videofeedback, erste Verhaltensexperimente, Aufmerksamkeitstraining) durchgeführt worden sind, also frühestens ab der vierten Sitzung. Im Folgenden wird das Vorgehen schrittweise beschrieben.

Schritt 1: Identifikation des wiederkehrenden Vorstellungsbildes, der damit verbundenen Erinnerung und der gemeinsamen „eingefrorenen Bedeutung“. Zunächst geht es darum, die Verbindung zwischen dem wiederkehrenden Vorstellungsbild und der Erinnerung herzustellen, und deren gemeinsame Bedeutung herauszuarbeiten (vgl. auch das folgende Fallbeispiel).

Dabei wird der Patient gebeten, sich das wiederkehrende Vorstellungsbild anhand einer aktuellen Situation, in der es auftrat, so lebhaft wie möglich vor Augen zu rufen und es genau zu beschreiben. Der Therapeut bittet den Patienten, das Vorstellungsbild in der Gegenwart zu berichten, als ob er die Situation noch einmal durchläuft. Hilfreiche Fragen des Therapeuten, um das Vorstellungsbild zu präzisieren, können sein:

- „Was können Sie sehen und hören?“
- „Welche Körperempfindungen haben Sie?“

- „Wie ist Ihre Haltung?“
- „Was machen andere Personen in der Vorstellung?“
- „Was können Sie an ihnen feststellen?“
- „Sehen Sie das Vorstellungsbild durch Ihre eigenen Augen oder aus einer Beobachterperspektive?“

Dann werden die Gefühle, die das Vorstellungsbild hervorruft, exploriert. Die Bedeutung der Vorstellung wird herausgearbeitet, indem der Therapeut den Patienten fragt, was das Schlimmste an der Vorstellung sei, und was sie über den Patienten (und evtl. die Reaktion anderer) aussagt.

Als nächstes wird die Verbindung zwischen dem Vorstellungsbild und der Erinnerung an eine frühere sozial traumatische Situation herausgearbeitet, und der Therapeut leitet den Patienten an, zu entdecken, dass beide eine gemeinsame bedrohliche Bedeutung haben, die sozusagen während des damaligen Ereignisses festgelegt, wie „eingefroren“ wurde, und seitdem nie verändert wurde. Hierzu kann der Therapeut folgende Fragen stellen:

- „Erinnern Sie sich, wann Sie sich zum ersten Mal so gefühlt haben?“
- „Gibt es eine spezielle Erinnerung, die in Verbindung steht zu dem wiederkehrenden Vorstellungsbild?“
- „Was ist da geschehen? Was können Sie sehen und hören?“
- „Welche Körperempfindungen haben Sie da?“
- „Wie fühlen Sie sich in der Erinnerung? Fühlen Sie sich zum Beispiel gedemütigt, peinlich, verletzlich, ängstlich?“
- „Was ist das Schlimmste an der Erinnerung?“
- „Welche Bedeutung hat die Erinnerung für Sie?“
- „Was sagt sie über Sie als Person aus?“

Abschließend wird die gemeinsame eingefrorene Bedeutung des Vorstellungsbildes und der Erinnerung in ein bis zwei Sätzen zusammengefasst, z. B. „Ich bin ein Außenseiter und andere finden mich lächerlich“. Der Patient wird gebeten, auf einer Skala von 0 bis 100 % anzugeben, wie sehr er glaubt, dass die Überzeugung zutrifft. In den nächsten Schritten geht es darum, diese Bedeutung zu modifizieren (vgl. Tabelle 8).

Tabelle 8: Imagery Rescripting – Ablauf

Schritt	Techniken	Ziele
Schritt 1: Identifikation des verzerrten Vorstellungsbildes und der assoziierten Erinnerung	Exploration der Bedeutung	Eingefrorene Überzeugung herausarbeiten, die das Vorstellungsbild mit der Erinnerung verbindet

Tabelle 8: Fortsetzung

Schritt	Techniken	Ziele
Schritt 2: Kognitive Umstrukturierung – Neue Sichtweise aus heutiger Sicht entwickeln	Damalige Belege für und heutige Belege gegen die eingefrorene Überzeugung sammeln	Patienten sollen aus heutiger Sicht überzeugende Belege gegen die eingefrorene Überzeugung nennen können
Schritt 3: Imagery rescripting		
– Stufe 1: Wiedererleben der sozial traumatischen Situation *aus der damaligen Perspektive*	Imaginatives Nacherleben der sozial traumatischen Situation	*Emotionaler Zugang* zur Erinnerung und der damaligen Bedeutung.
– Stufe 2: Wiedererleben der sozial traumatischen Situation *aus der heutigen Perspektive* (als erwachsener Beobachter der Szene). Dialog zwischen erwachsenem und jüngerem Selbst.	Vorstellung der sozial traumatischen Erinnerung aus der Erwachsenen-perspektive. Das Erwachsenen-Selbst teilt dem jüngeren Selbst aus heutiger Sicht Belege gegen die eingefrorene Bedeutung mit.	Festigung einer erwachsenen Sichtweise auf das Ereignis; Mitgefühl für sich selbst entwickeln. Beginn der *Aktualisierung* der Erinnerung mit Belegen gegen die eingefrorene Bedeutung.
– Stufe 3: Wiedererleben der Situation aus *der Perspektive des jüngeren Selbst, aber mit Zugang zu Informationen aus heutiger Sicht.*	Beim Nacherleben der Situation aus der damaligen Perspektive ruft sich der Patient die neuen Informationen aus der heutigen Perspektive ins Bewusstsein. Das erwachsene Selbst ist ebenfalls anwesend und kann das jüngere Selbst *mitfühlend* unterstützen.	*Aktualisierung* der Erinnerung mit Belegen gegen die eingefrorene Bedeutung.

Fallbeispiel: Vorstellungsbild „Ich bin dumm und unattraktiv"

Eine Patientin hat ein *wiederkehrendes Vorstellungsbild* von sich selbst in unterschiedlichen sozialen Situationen. Sie sieht sich verschämt auf den Boden blickend, mit rotem Gesicht und hängenden Schultern, und dabei nach Worten ringend. Sie hat das Gefühl, dass andere dies bemerken und auf sie deuten, sie auslachen und tuscheln. Sie glaubt, als unsicher, unfähig und unattraktiv wahrgenommen zu werden, und fühlt sich gedemütigt. Sie *erinnert sich* daran, dass sie sich zum ersten Mal im Alter von 14 Jahren so gefühlt habe. Damals habe ihr Mathelehrer sie an die Tafel gerufen, um eine Mathematik-Aufgabe zu lösen. Sie habe die Aufgabe nicht lösen können und die Mitschüler hätten gewitzelt und Kommentare gemacht. Sie erinnert sich, dass sie bemerkte, wie ihre Wangen anfingen, heiß zu werden, und sie das Gefühl hatte, sehr unsicher und unattraktiv auszusehen und dumm zu wirken. Sie erinnert sich an das Kichern der Mitschüler, was für sie bedeutete, dass sie bei den Mitschülern unbeliebt war.

Die Patientin und ihre Therapeutin konnten folgende „eingefrorene" Überzeugung herausarbeiten: „Ich bin dumm und unattraktiv. Deswegen lehnen mich andere ab, ich bin unbeliebt."

Schritt 2: Kognitives Umstrukturieren – Generieren einer neuen Sichtweise aus heutiger Perspektive. In diesem Schritt geht es darum, die eingefrorene Bedeutung, die aus der Erinnerung an die sozial traumatische Situation herrührt, infrage zu stellen und eine neue Sichtweise aus heutiger Perspektive zu entwickeln. Es sollte genügend Zeit für diesen Schritt eingeplant werden (zwischen 30 und 45 Minuten). Therapeut und Patient sammeln zunächst einmal Hinweise, die der Patient in der damaligen Situation für die eingefrorene Überzeugung hatte. Die Belege für die Überzeugung werden am Flipchart in einer Spalte festgehalten. Anschließend hinterfragen Patient und Therapeut die aufgelisteten Gründe und entwickeln eine neue Sichtweise aus heutiger Perspektive, indem sie Erfahrungen heranziehen, die der Patient seitdem gemacht hat. Dabei werden auch Erkenntnisse aus der Therapie (z. B. aus Verhaltensexperimenten, Videofeedback) hinzugezogen. Der Patient wird gebeten, eine mitfühlende Perspektive einzunehmen und dar-

Tabelle 9: Beispiel für eingefrorene Bedeutungen – Belege aus damaliger und heutiger Sicht

Belege für die Überzeugung „Ich bin unattraktiv, dumm und unbeliebt" aus der Sicht der damals 14-jährigen Patientin	**Belege dagegen (aus der Sicht der nun 25-jährigen Patientin)**
„Ich weiß, ich bin dumm, weil ich an der Tafel stehe und mir überhaupt nichts einfällt. Die anderen machen sich über mich lustig."	„Wenn ich jetzt darüber nachdenke, dann weiß ich: Ich habe kein schlechtes Abitur erreicht und studiere nun erfolgreich an der Uni. Das Studium macht mir Spaß, denn es deckt genau meine Interessen ab. Auch meine Mathe-Kenntnisse haben sich seit meinem 13. Lebensjahr stark verbessert. Ich kam dann auch im Unterricht viel besser mit. Schulnoten spiegeln nicht immer das wahre Können wider."
„Ich bin unattraktiv und unbeliebt, weil ich lange keinen Freund hatte. Andere Mädchen aus meiner Klasse hatten bereits mit 14 einen Freund."	„Ich hatte mit 19 einen sehr netten Freund, und er hat mich so gemocht, wie ich bin. Auch seitdem waren andere Jungs an mir interessiert. Außerdem sind Beziehungen im Alter von 14 sehr oberflächlich und unreif. Das wollte ich nicht. Wenn ich ehrlich zu mir bin, war ein Junge aus meiner Klasse damals an mir interessiert, doch ich wollte nicht mit ihm ausgehen. Eigentlich wurde ich damals nicht abgelehnt, ich selbst habe entschieden, nicht in einer Beziehung zu sein." „In Rückmeldungen bei Verhaltensexperimenten habe ich durchweg einen positiven und liebenswerten Eindruck gemacht." „Im Videofeedback habe ich gesehen, dass ich viel besser wirke, als ich glaube."

aus Antworten auf die zuvor formulierten Belege für die Überzeugung zu finden. Diese werden dann in einer zweiten Spalte festgehalten. Tabelle 9 gibt ein Beispiel für die Gegenüberstellung von Belegen für und gegen die „eingefrorene" Überzeugung.

Schritt 3: Imagery Rescripting. In diesem Schritt geht es darum, die Erinnerung an die damalige belastende Situation mit der neuen Sichtweise aus heutiger Perspektive zu verknüpfen, um deren Bedeutung auch emotional zu aktualisieren. Für den Rescripting-Prozess sollte genügend Zeit eingeplant werden (ca. 45 Minuten). Zunächst fasst der Therapeut das Rational für das *Imagery Rescripting* zusammen: Der Patient verarbeitet gegenwärtige soziale Situationen so, als ob sich die damals erlebte demütigende Erfahrung wiederholt. Die alte Erinnerung ist so lebhaft und löst die gleichen Gefühle aus wie damals, genauso, wie er es als Kind/jüngerer Mensch erlebt hat. Heute ist der Patient erwachsen und hat neue Erfahrungen gemacht, aber bisher haben diese Erfahrungen die Vorstellungsbilder und Gefühle nicht aktualisiert. Aus diesem Grund muss die damals erlebte Situation in der Vorstellung nochmals durchlebt werden und mit den neu gewonnenen Einsichten integriert werden.

Der Rescripting-Prozess besteht aus drei Unterstufen, die fließend ineinander übergehen. In Tabelle 10 finden sich beispielhafte Anleitungen zu den drei Unterstufen. Der Therapeut führt den Patienten durch den Prozess und hilft ihm, bei der Erinnerung an die damalige Situation Zugang zu der neuen Sichtweise aus heutiger Perspektive zu bekommen, und eine mitfühlende Haltung zu sich selbst zu entwickeln.

Der Therapeut bittet den Patienten zunächst, seine Augen zu schließen und sich in die damalige Situation zurückzuversetzen. Die Erinnerung soll lebhaft nacherlebt werden, so als ob alles gerade abläuft, und dabei in der Ich-Form und im Präsens beschrieben werden. Damit wird erreicht, dass der Patient emotional Zugang zu der Erinnerung erhält.

Anschließend wird die Erinnerung aus der aktuellen Erwachsenen-Sicht erneut durchgegangen. Das erwachsene Selbst beobachtet in der Vorstellung das jüngere Selbst in der damaligen Situation. Dies stützt eine mitfühlende Einstellung des Patienten zum damaligen Selbst und kann weitere Belege für die im vorigen Schritt erarbeitete neue Sichtweise der damaligen Situation ergeben. Das Erwachsenen-Selbst tritt dann in einen Dialog mit dem jüngeren Selbst und kommentiert das Geschehen im Sinne der neuen Sichtweise (vgl. Beispiel in Tabelle 10). Hierbei kann der Therapeut Vorschläge machen, falls dem Patienten nicht alle Aspekte der neuen Sichtweise einfallen.

Im dritten Unterschritt wird die Erinnerung nochmals als der Perspektive des jüngeren Selbst nacherlebt, diesmal jedoch mit dem aktuellen Selbst an der Seite und unter Hinzuziehen der neuen Informationen, die das jüngere Selbst vom aktuellen Selbst erfahren hat. Durch die Verknüpfung mit der heutigen Sichtweise wird die belastende Erinnerung aktualisiert; dies führt zu einer deutlichen Veränderung der emotionalen Reaktion. Das Erwachsenen-Selbst hört und sieht dabei sein früheres Selbst und kann die alternativen Sichtweisen und neuen Informationen nochmals einzubringen und dem jüngeren Selbst mitfühlend beiseite stehen.

Bemerkt der Therapeut, dass bei der erneuten Vorstellung der damaligen Situation im dritten Unterschritt noch keine starke Veränderung der emotionalen Reaktion eingetreten ist, so exploriert er, was das jüngere Selbst noch benötigt, um die heutige Sichtweise zu festigen. Er leitet dann auf die zweite Unterstufe zurück, damit das Erwachsenen-Selbst in der Vorstellung dem jüngeren Selbst zusätzliche Hilfestellungen geben kann. Anschließend leitet der Therapeut den Patienten wieder zur dritten Unterstufe über und beobachtet, ob die Belastung beim Nacherleben der Erinnerung weiter nachlässt.

Tabelle 10: Unterstufen des Imagery Rescripting

Unterstufe	Anleitung
1	Bitte schließen Sie jetzt Ihre Augen und versetzten Sie sich zurück in die Zeit dieses schlimmen Erlebnisses. Sie sind jetzt 14 Jahre alt und der Lehrer ruft Sie nach vorne an die Tafel ...
2	Stellen Sie sich nun das Erlebnis noch einmal vor; aber diesmal so, als ob Sie es als Erwachsene beobachten würden. Beschreiben Sie, was Sie sehen, während das Ereignis sich abspielt ... Sagen Sie nun der 14-jährigen ... *(Name)*, was Sie heute als Erwachsene wissen. Beispiel *(Erwachsenen-Selbst spricht zum jüngeren Selbst)*: „Ich weiß, du fühlst dich jetzt ganz unattraktiv und unfähig, aber ich bin du in einer späteren Zeit und ich möchte dir sagen, dass das nicht stimmt. Ich weiß heute, dass du nicht abgelehnt oder als unfähig wahrgenommen wirst ... und schon gar nicht unattraktiv. Du wirst mit 19 einen sehr netten Freund haben. Du wirst Abitur machen und studieren."
3	Bitte stellen Sie sich das Erlebnis nun wieder aus der Perspektive vor, als Sie 14 Jahre alt waren. Wie fühlt sich das 14-jährige Mädchen nun, wo es weiß, was es damals noch nicht wusste?

Historische Überprüfung

Personen mit einem negativen Selbstbild konstruieren oftmals ein negatives, verzerrtes Bild ihres Lebens. Dabei werden oftmals Erfahrungen nicht berücksichtigt, die nicht mit dem negativen Schema zu vereinbaren sind. Um Patienten dazu anzuleiten, eine angemessenere Sichtweise ihres bisherigen Lebens zu entwickeln, kann eine „historische Überprüfung" durchgeführt werden. Diese Methode hilft, Erfahrungen in verschiedenen Lebensabschnitten zu „entdecken", die einem negativen Selbstbild widersprechen oder nicht mit ihm vereinbar sind (Padesky & Greenberger, 1995). Beispielsweise kann ein Patient die Grundüberzeugung haben, „nicht liebenswert zu sein". Therapeut und Patient entwickeln zunächst Kriterien, an denen man feststellen kann, ob eine Person für andere „liebenswert ist“. Nun bittet der Therapeut den Patienten, die Beziehungen zu relevanten Personen in seinem Leben, beginnend in der frühen Kindheit (ggf. muss auch die Vorgeschichte der Eltern berücksichtigt werden), zu beschreiben. Dabei sollte vermieden werden, den Patienten zu einer unangemessen positiven Bewertung der Ergebnisse zu drängen. Vielmehr sollte ein ausgewogenes und differenziertes Bild der Beziehungen in seinem Leben erreicht werden. In der Regel erinnern Patienten spontan eher negative Erlebnisse, die den dysfunktionalen Grundüberzeugungen entsprechen. Der Therapeut fragt nun auch gezielter nach positiven Erlebnissen, z. B. die die Kriterien für die Erfahrung von „liebenswert sein“ erfüllen und der Grundüberzeugung „nicht liebenswert zu sein“ widersprechen. Solche Erlebnisse werden daraufhin ebenfalls in den „Lebenslauf“ eingetragen. Schließlich bittet der Therapeut den Patienten, die Grundüberzeugung neu zu formulieren und diese zu notieren. Zumeist wird deutlich, dass die negativen Grundüberzeugungen vor dem Hintergrund der frühen Erfahrungen zwar verständlich sind, im aktuellen Leben jedoch nicht mehr angemessen und nützlich sind.

Ereignisse im Lebenslauf finden, die negativen Überzeugungen widersprechen

Fallbeispiel: Bearbeitung eines negativen Selbstbildes

Mit der Patientin wurde folgende Grundüberzeugung herausgearbeitet: „Ich bin anders als die anderen.“ Mit Hilfe der „historischen Überprüfung“ der Grundüberzeugung wurde deutlich, dass sie aufgrund ihres Migrationshintergrundes und Verständigungsschwierigkeiten als Kind schon frühzeitig und unverschuldet in eine soziale Isolation geriet (vgl. Abbildung 12). Die Situation wurde noch verstärkt durch eine Rückzugstendenz im Zuge sozialphobischer Ängste, die die Patientin nach einer traumatisierenden Situation (vor der Schulklasse vom Lehrer kritisiert zu werden) entwickelte. Bei sozialen Anlässen habe sie sich häufig zurückgezogen oder sich am

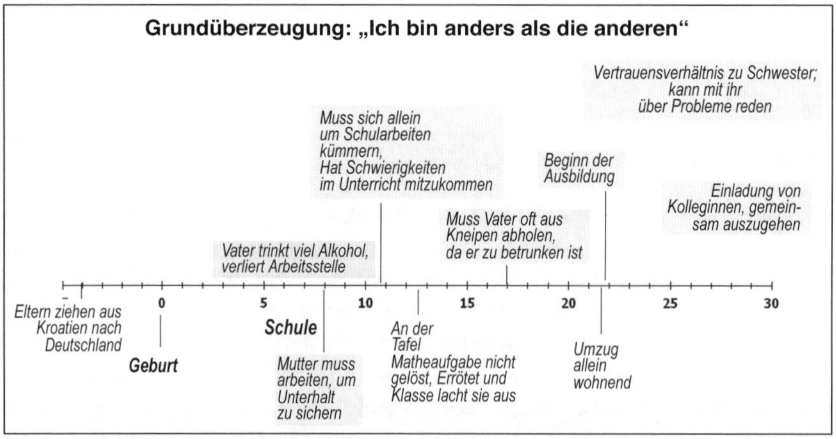

Abbildung 12: Fallbeispiel „Life chart“

Rande von Gruppen aufgehalten, sodass das Schema, anders zu sein als die anderen, aufrechterhalten worden war.

In der Therapie wurden nun Kriterien besprochen, woran die Patientin erkennen kann, dass andere sie nicht als anders wahrnehmen, sondern Kontakt zu ihr suchen. Anhand eines Positiv-Tagebuchs wurde der Patientin deutlich, dass andere Menschen in ihrem gegenwärtigen Leben immer wieder versuchen, auf sie zuzugehen und Kontakt zu suchen. In kleinen Schritten lernte sie, auf die Versuche anderer zur Kontaktaufnahme positiv zu reagieren. Als wichtigste Hilfe stellten sich Verhaltensexperimente heraus, in denen sie ihre negativen Erwartungen hinsichtlich der Ablehnung anderer überprüfen und widerlegen konnte. So wurde vereinbart, dass sie ihre Bekannten zu einer kleinen Feier einlädt; sie erwartete, dass niemand ihrer Einladung folgen würde, da die Bekannten kein Interesse an einem Kontakt zu ihr hätten. Zu ihrer großen Überraschung kamen vier von fünf eingeladenen Bekannten; eine sagte ihr wegen eines wichtigen persönlichen Termins ab. Aus verschiedenen Äußerungen konnten Therapeutin und Patientin ableiten, dass die Bekannten gerne zu ihr gekommen waren und interessiert an einem Kontakt zu ihr waren. Ausgehend von der positiven Erfahrung wurden weitere Verhaltensexperimente (sich zum Kino verabreden, der Einladung zu einer Geburtstagsfeier folgen) vereinbart, in denen nun die Grundüberzeugung „Andere Menschen lehnen mich ab, wenn sie mich kennenlernen, wie ich wirklich bin" überprüft wurde. Sie teilte den Bekannten mehr über sich mit und war erstaunt, dass diese positiv reagierten. Obwohl die Patientin nur langsam ihren Rückzug überwinden konnte, machte sie stetig Fortschritte. Sie konnte nun zunehmend Stärken und Schwächen in ihren Fähigkeiten differenzieren. Es gelang ihr schließlich, eine offenere Beziehung zu den Freundinnen aufzubauen, was ihr Selbstbewusstsein sehr stärkte.

4.7 Rückfallprophylaxe, Therapieabschluss und Auffrischungssitzungen

Therapieevaluation. Zum Therapieabschluss wird eine Bewertung vorgenommen, in welchem Ausmaß die Therapieziele erreicht wurden. Zur objektiveren Beurteilung des Therapieerfolges ist die erneute Vorlage der Fragebögen sinnvoll, die bereits zum Therapiebeginn ausgefüllt wurden. Im Vordergrund steht eine Bilanzierung im Gespräch, in dem die Erfolge und Fortschritte gegenüber Therapiebeginn festgehalten werden.

Abfassen einer „Therapiegeschichte". Um den Patienten zu motivieren, die Vorbereitung auf Rückfälle ernst zu nehmen, weist der Therapeut auf die geringe Wahrscheinlichkeit hin, dass der Patient niemals mehr in seinem Leben Angst in sozialen Situationen erleben wird. Deshalb sollten die letzten beiden Sitzungen auch dafür genutzt werden, den Patienten gezielt auf Rückfälle vorzubereiten.

Persönliche Therapie-erfahrungen aufschreiben

Um die Fortschritte zu verdeutlichen und Handlungsempfehlungen für Rückfallsituationen festzuhalten, kann der Patient dazu angeregt werden, seine persönliche „Therapiegeschichte" niederzuschreiben (Fennell, 1999). Hierbei schreibt der Patient aus persönlicher Sicht auf, welche Anregungen er aus der Therapie hilfreich fand und für die Zukunft festhalten möchte. Eine solche, weniger vorstrukturierte Zusammenfassung gibt dem Therapeuten Gelegenheit, die subjektive Perspektive des Patienten besser nachzuvollziehen und ggf. auch solche Aspekte zu besprechen, die dem Patienten noch unklar sind.

„Blaupause". Eine strukturiertere Form stellt die sog. Blaupause dar. Diese Methode hat den Vorteil, dass die Erfahrungen des Patienten gezielt auf zukünftige Rückfallsituationen zugeschnitten sind. Es hat sich als günstig erwiesen, hierbei folgende Fragen vorzugeben:

„Blaupause" zur Rückfallprophylaxe

1. Wie hat sich die soziale Angst oder das niedrige Selbstwertgefühl entwickelt?
2. Was trägt dazu bei, dass die Soziale Angststörung aufrechterhalten wird?
3. Was habe ich im Laufe der Therapie gelernt?
4. Welches sind meine hauptsächlichen negativen automatischen Gedanken in problematischen Situationen gewesen?
5. Welches sind die rationalen Antworten (angemessenen Gedanken) zu diesen negativen automatischen Gedanken?
6. Wie kann ich das weiter ausbauen, was ich gelernt habe?
7. Was kann bei mir einen Rückfall auslösen?
8. Wie sollte ich mit Risikosituationen in der Zukunft umgehen?
9. Wenn ich einen Rückfall habe, was kann ich dann tun?
10. Gibt es andere Dinge, die ich in der Therapie gelernt habe und an die ich mich erinnern sollte?

Die Fragen werden in der Therapiesitzung durchgegangen, sodass der Patient sich hierzu Notizen machen kann. Die weitere Ausarbeitung eines „Blaupause"-Zettels kann der Patient dann als Hausaufgabe übernehmen. Die Antworten zu den Fragen sollten jedoch in jedem Fall ausführlich in der Therapie besprochen werden.

Vereinbarung von Auffrischungssitzungen. Zur längerfristigen Therapiekontrolle sind sog. Auffrischungssitzungen („Booster"-Sitzungen) hilfreich. Sie dienen dazu, die Therapieinhalte mithilfe der „Blaupause" in konzentrierter Form zu wiederholen und eventuell aufgetretene Probleme aufzugreifen. Sie sind zugleich auch Ansporn für den Patienten, weiter an seinen Problemen zu arbeiten und ungünstigen Entwicklungen, z. B. Vermeidungstendenzen oder Sicherheitsverhalten, frühzeitig zu begegnen. Ein bewährter Rhythmus für diese Sitzungen sind drei Sitzungen in monatlichen Abständen oder z. B. Sitzungen nach drei Monaten, nach einem halben Jahr und schließlich nach einem Jahr.

Auffrischungssitzungen in längeren Zeitabständen

5 Effektivität

5.1 Effektivität des dargestellten Behandlungsansatzes

Die Effektivität des in diesem Buch beschriebenen Behandlungsansatzes wurde in mehreren Studien nachgewiesen. In einer randomisierten Therapiestudie verglichen Clark et al. (2003) drei Behandlungsbedingungen bei Patienten mit generalisierter Sozialer Angststörung: das in diesem Buch beschriebene Therapieprogramm (bis zu 16 wöchentliche 90-minütige Sitzungen über 4 Monate), die Kombination eines selektiven Serotonin-Wiederaufnahme-Hemmers (SSRI, Fluoxetin) mit Expositions-Instruktionen und die Kombination von Placebo mit Expositions-Instruktionen. Die kognitive Therapie war zu allen Untersuchungszeitpunkten signifikant besser als die anderen Bedingungen. Die Effektstärken für die kognitive Therapie lagen zwischen d = 2.14 (Ende der wöchentlichen Sitzungen) und d = 2.57 (3-Monats-Katamnese). Das bedeutet, dass die psychologische Behandlung zu einer Verbesserung der sozialphobischen Symptomatik von mehr als 2 Standardabweichungen führte.

Kognitive Therapie effektiver als Serotonin-Wiederaufnahme-Hemmer

Eine schwedische Studie (Mörtberg et al., 2007) replizierte das Ergebnis, dass der in diesem Buch beschriebene Behandlungsansatz wirksamer ist als die Behandlung mit selektiven Serotonin-Wiederaufnahme-Hemmern (SSRI). Die Effektstärken in dieser Untersuchung entsprachen denen der Studie von Clark et al. (2003).

In einer weiteren randomisierten Therapiestudie verglichen Clark et al. (2006) die Wirksamkeit der kognitiven Therapie (bis zu 14 wöchentliche 90-minütige Sitzungen in 3 Monaten) mit der Expositions-Therapie (in Kombination mit der Angewandten Entspannung nach Öst) und einer Wartelisten-Kontrollgruppe. Beide Behandlungsbedingungen waren wirksam und der Kontrollbedingung signifikant überlegen. Die kognitive Therapie war mit Effektstärken von d = 2,39 (Ende der wöchentlichen Sitzungen) und d = 2.41 (3-Monats-Katamnese) signifikant wirksamer als die Expositions-Therapie (d = 1.25 und d = 1.28). Die 1-Jahres-Katamnese zeigte, dass die Behandlungserfolge in beiden Bedingungen stabil blieben.

Kognitive Therapie effektiver als Exposition

Die jüngste randomisierte Studie (Clark et al., in Vorbereitung) prüfte, ob ein Teil der Behandlung anhand schriftlicher Therapiemodule durchgeführt werden kann, die die Patienten selbst zu Hause bearbeiten und dann in der Sitzung mit dem Therapeuten besprechen. Die Wirksamkeit der modulbegleiteten Therapie (7 wöchentliche 90-minütige Sitzungen) war gleich gut wie bei der Standardbehandlung (14 wöchentliche 90-minütige Sitzungen).

Auch in Deutschland wurde der kognitive Behandlungsansatz in drei Studien untersucht. In einer randomisierten Therapiestudie verglichen Stangier et al. (2011) die Wirksamkeit des Therapieansatzes nach Clark und Wells (bis zu 16 wöchentliche Sitzungen) mit Interpersoneller Therapie (nach Weismann) und einer Wartelistenkontrollgruppe. Beide Behandlungsbedingungen waren effektiver als die Wartelistenbedingung. Die kognitive Therapie war mit einer Effektstärke von d = 1.58 der Interpersonellen Therapie deutlich überlegen. Beim Vergleich von 25 50-minütigen Sitzungen über 9 Monate psychodynamischer Kurzzeittherapie und kognitiver Therapie zeigten Leichsenring et al. (2013), dass der kognitive Therapieansatz mit einer Effektstärke von d = 1.31 der psychodynamischen Kurzzeittherapie d = 1.02 überlegen war.

Einzeltherapie ist Gruppentherapie überlegen

Stangier et al. (2003) verglichen in einer randomisierten Therapiestudie eine Einzeltherapie mit einem Gruppentherapieprogramm. Beide Ansätze lehnten sich jeweils an das Modell von Clark und Wells (1995) an. Das Ergebnis der Studie war eine signifikante Überlegenheit der Einzeltherapie gegenüber dem Gruppentherapieprogramm. Im Gegensatz zu den Studien von Clark und Mitarbeitern wurden in dieser Studie Verhaltensexperimente vorwiegend nur in der ersten Hälfte der Therapie durchgeführt. Dies mag einer der Gründe sein, weshalb die Effektivität der Behandlung insgesamt niedriger lag als in den Studien von Clark et al. (2003, 2006). Dennoch wurden auch in der Studie von Stangier et al. in der Einzeltherapie große Effektstärken von d = 1.17 (Behandlungsabschluss) und d = 1.57 (6-Monats-Katamnese) erzielt. Insgesamt erzielte die kognitive Therapie sehr hohe Effekte – in den Studien von Clark et al. (2003, 2006, in Vorbereitung) und Mörtberg et al. (2007) zwischen 2.14 und 2.64, in den Studien anderer Arbeitsgruppen mit abgewandelten Protokollen (z. B. kürzere Sitzungen, weniger Verhaltensexperimente) zwischen 1.17 und 1.81.

5.2 Effektivität anderer verhaltenstherapeutischer Methoden

Soziales Kompetenztraining und Entspannung weniger effektiv

Es liegen eine Reihe von Metaanalysen zur Effektivität von verhaltenstherapeutischen Programmen bei der Sozialen Angststörung vor (z. B. Fedoroff & Taylor, 2001; Hood & Nutt, 2001; Ruscio et al., 2008). Für Expositionstherapien wurden mittlere Effektstärken zwischen 0.82 und 1.08

gefunden. Soziale Kompetenztrainings (d=0.64) und Angewandte Entspannung (d=0.51) erwiesen sich nur als moderat wirksam. Kognitiv-verhaltenstherapeutische Gruppenprogramme erzielten mittlere Effektstärken zwischen 0.84 und 1.06. Diese Programme unterschieden sich von dem hier beschriebenen Behandlungsansatz in mehrfacher Hinsicht. Zum einen fehlen ihnen einige der therapeutischen Elemente wie die Demonstration der negativen Effekte von Selbstaufmerksamkeit und Sicherheitsverhalten, Videofeedback und Imaginationsübungen. Zum anderen werden in früheren Programmen Expositionsübungen mit einem Habituations-Rational eingesetzt und nicht, wie hier beschrieben, als systematischer Test der eigenen Überzeugungen. Auch fehlte der explizite Schwerpunkt auf die Lenkung der Aufmerksamkeit nach außen und auf das Aufgeben von Sicherheitsverhalten.

5.3 Medikamentöse Behandlung

Zur pharmakotherapeutischen Behandlung der Sozialen Angststörung liegt eine Reihe von Studien vor, die auf die Wirksamkeit von Medikamenten aus unterschiedlichen Substanzklassen hinweisen. Nach der Metaanalyse von Fedoroff und Taylor (2001) weisen Benzodiazepine (Tranquilizer) und Selektive Serotonin-Wiederaufnahme-Hemmer (SSRIs) die stärksten Kurzzeiteffekte auf. Berücksichtigt man das hohe Abhängigkeitsrisiko von Benzodiazepinen, so sind SSRIs im Hinblick auf Verträglichkeit, Sicherheit und Beeinflussung komorbider Störungen den anderen Medikamenten insgesamt überlegen. Dabei ist die durchschnittliche Effektstärke (d=1.70) höher als die der in der Metaanalyse berücksichtigten psychologischen Behandlungsansätze. Allerdings korrigieren die zwischenzeitlich durchgeführten Studien mit SSRIs (Blanco et al., 2002; Clark et al., 2003) dieses Bild; danach sind die Effektstärken von SSRIs bezüglich der ermittelten Effektstärken (d=0.90) mit kognitiv-behavioralen Ansätzen vergleichbar. Auch in den bisher vorliegenden Studien ist eine Überlegenheit der Pharmakotherapie nicht belegt. Zwar zeigte sich kurzfristig eine Unterlegenheit kognitiv-behavioraler Gruppentherapie gegenüber Phenelzin (Heimberg et al., 1998), jedoch war der in diesem Buch beschriebene kognitive Ansatz einer Behandlung mit dem SSRI Fluoxetin und zusätzlichen Instruktionen zur Selbstexposition deutlich überlegen (Clark et al., 2003).

Effekte von Serotonin-Wiederaufnahme-Hemmer weniger nachhaltig

Die Langzeiteffekte von SSRIs wurden bisher nur in wenigen Studien erfasst und sind im Vergleich zu kognitiver Therapie deutlich ungünstiger (Liebowitz et al., 1999; Clark et al., 2003). Insgesamt sprechen die Ergebnisse dafür, dass die Wirkung der pharmakologischen Behandlung mit SSRIs im Vergleich zu kognitiver Therapie weniger nachhaltig ist und nach dem Absetzen der Medikamente mit einer erhöhten Rückfallquote zu rechnen ist.

6 Literatur

Abbott, M. J. & Rapee, R. M. (2004). Post-event rumination and negative self-appraisal in social phobia before and after treatment. *Journal of Abnormal Psychology, 113,* 136–144. http://doi.org/10.1037/0021-843X.113.1.136

Alden, L. E. & Taylor, C. T. (2004). Interpersonal processes in social phobia. *Clinical Psychology Review, 24,* 857–882. http://doi.org/10.1016/j.cpr.2004.07.006

American Psychiatric Association. (1980). *Diagnostic and statistical manual of mental disorders* (3rd ed.). Washington, DC: Author.

American Psychiatric Association. (2000). *Diagnostic and statistical manual of mental disorders* (4th ed., text rev.). Washington, DC: Author.

American Psychiatric Association. (2013). *Diagnostic and statistical manual of mental disorders* (5th ed.). Arlington, VA: American Psychiatric Publishing. http://doi.org/10.1176/appi.books.9780890425596

American Psychiatric Association/Falkai, P. et al. (2015). *Diagnostisches und Statistisches Manual psychischer Störungen (DSM-5®).* Göttingen: Hogrefe.

Asendorpf, J. B. (2002). Risikofaktoren in der Kindheit für soziale Phobien im Erwachsenenalter. In U. Stangier & T. Fydrich (Hrsg.), *Soziale Phobie und Soziale Angststörung. Psychologische Grundlagen, Diagnostik und Therapie* (S. 246–263). Göttingen: Hogrefe.

Baldwin, M. W. & Main, K. J. (2001). Social anxiety and the cued activation of relational knowledge. *Personality and Social Psychology Bulletin, 27,* 1637–1647. http://doi.org/10.1177/01461672012712007

Beck, A. T., Emery, G. & Greenberg, R. L. (1985). *Cognitive therapy and the emotional disorders.* New York: International University Press.

Beck, J. (1998). *Praxis der Kognitiven Therapie.* Weinheim: Beltz PVU.

Biederman, J., Hirshfeld-Becker, D. R., Rosenbaum, J. F., Herot, C., Friedman, D. & Snidman, N. (2001). Further evidence of association between behavioral inhibition and social anxiety in children. *American Journal of Psychiatry, 158,* 1673–1679. http://doi.org/10.1176/appi.ajp.158.10.1673

Blanco, C., Antia, S. X. & Liebowitz, M. R. (2002). Pharmacotherapy of social anxiety disorder. *Biological Psychiatry, 51,* 109–120. http://doi.org/10.1016/S0006-3223(01)01294-X

Brendle, J. R. & Wenzel, A. (2004). Differentiating between memory and interpretation biases in socially anxious and nonanxious individuals. *Behaviour Research and Therapy, 42,* 155–171.

Clark, D. M. (1999). Anxiety disorders: why they persist and how to treat them. *Behaviour Research and Therapy, 37,* S5–S2 7. http://doi.org/10.1016/S0005-7967(99)00048-0

Clark, D. M. & Ehlers, A. (2002). Soziale Phobie: Eine kognitive Perspektive. In U. Stangier & T. Fydrich (Hrsg.), *Soziale Phobie und Soziale Angststörung. Psychologische Grundlagen, Diagnostik und Therapie* (S. 157–180). Göttingen: Hogrefe.

Clark, D. M., Ehlers, A., Hackmann, A., McManus, F., Fennell, M. J. V., Grey, N. et al. (2006). Cognitive therapy and exposure plus applied relaxation in the treatment of social phobia. *Journal of Consulting and Clinical Psychology, 74,* 568–578. http://doi.org/10.1037/0022-006X.74.3.568

Clark, D. M., Ehlers, A., McManus, F., Hackmann, A., Fennell, M. J. V., Campbell, H. et al. (2003). Cognitive therapy versus fluoxetine plus self-exposure in the treatment of generalized social phobia (social anxiety disorder): a randomized controlled trial. *Journal of Consulting and Clinical Psychology, 71,* 1058–1068. http://doi.org/10.1037/0022-006X.71.6.1058

Clark, D. M. & Wells, A. (1995). A cognitive model of social phobia. In R. G. Heimberg, M. Liebowitz, D. Hope & F. Schneier (Eds.), *Social Phobia: Diagnosis, assessment, and treatment* (pp. 69–93). New York: Guilford.

Connor, K. M., Davidson, J. R. T., Churchill, L. E., Sherwood, A., Foa, E. & Weisler, R. H. (2000). Psychometric properties of the Social Phobia Inventory (SPIN). *British Journal of Psychiatry, 176,* 379–386. http://doi.org/10.1192/bjp.176.4.379

Consbruch, K. von, Stangier, U. & Heidenreich, T. (2016). *Skalen zur Sozialen Angststörung (SOZAS).* Göttingen: Hogrefe.

Davidson, R. J. (2002). Anxiety and affective style: role of prefrontal cortex and amygdala. *Biological Psychiatry, 51,* 68–80. http://doi.org/10.1016/S0006-3223(01)01328-2

Fedoroff, I. C. & Taylor, S. (2001). Psychological and pharmacological treatments of social phobia: a meta-analysis. *Journal of Clinical Psychopharmacology, 21,* 311–324. http://doi.org/10.1097/00004714-200106000-00011

Fennell, M. J. V. (1999). *Overcoming low self-esteem.* London: Robinson.

Furmark, T., Tillfors, M., Marteinsdottir, I., Tillfors, M., Marteinsdottir, I., Pissiota, A. et al. (2002). Common changes in cerebral blood flow in patients with social phobia treated with citalopram or cognitive-behavioral therapy. *Archives of General Psychiatry, 59,* 425–433. http://doi.org/10.1001/archpsyc.59.5.425

Fydrich, T., Scheurich, A. & Kasten, E. (1995). *Fragebogen zur sozialen Angst* (deutsche Bearbeitung des Social Phobia and Anxiety Inventory (SPAI) von Turner und Beidel). Heidelberg: Psychologisches Institut der Universität.

Hackmann, A., Clark, D. M. & McManus, F. (2000). Recurrent images and early memories in social phobia. *Behaviour Research and Therapy, 38,* 601–610. http://doi.org/10.1016/S0005-7967(99)00161-8

Heimberg, R. G., Liebowitz, M. R., Hope, D. A., Schneier, F. R., Holt, C. S., Welkowitz, L. et al. (1998). Cognitive-behavioral group therapy versus phenelzine in social phobia: 12 week outcome. *Archives of General Psychiatry, 55,* 1133–1141. http://doi.org/10.1001/archpsyc.55.12.1133

Heimberg, R. G., Stein, M. B., Hiripi, E. & Kessler, R. C. (2000). Trends in the prevalence of social phobia in the United States: a synthetic cohort analysis of changes over four decades. *European Psychiatry, 15,* 29–37. http://doi.org/10.1016/S0924-9338(00)00213-3

Hermann, C. (2002). Neurobiologische Aspekte und lerntheoretische Grundlagen der Sozialen Phobie. In U. Stangier & T. Fydrich (Hrsg.), *Soziale Phobie und Soziale Angststörung. Psychologische Grundlagen, Diagnostik und Therapie* (S. 112–156). Göttingen: Hogrefe.

Hertel, P. T., Brozovich, F., Joormann, J. & Gotlib, I. H. (2008). Biases in interpretation and memory in generalized social phobia. *Journal of Abnormal Psychology, 117,* 278–288.

Hinrichsen, H. & Clark, D. M. (2003). Anticipatory processing in social anxiety: two pilot studies. *Journal of Behavior Therapy and Experimental Psychiatry, 34,* 205–218. http://doi.org/10.1016/S0005-7916(03)00050-8

Holmes, E. A. & Mathews, A. (2010). Mental imagery in emotion and emotional disorders. *Clinical Psychology Review, 30* (3), 349–362.

Hood, S. D. & Nutt, D. J. (2001). Psychopharmacological treatments: an overview. In W. R. Crozier & L. E. Alden (Eds.), *International handbook of social anxiety* (pp. 471–504). Chichester, UK: Wiley.

Kagan, J., Reznick, J. S., Clarke, C., Snidman, N. & Garcia Coll, C. (1984). Behavioral inhibition to the unfamilar. *Child Development, 55,* 2212–2225. http://doi.org/10.2307/1129793

Kaye, W.H., Bulik, C.M., Thornton, L., Barbarich, N., Masters, K., Price Foundation Collaborative Group (2004). Comorbidity of anxiety disorders with anorexia and bulimia nervosa. *American Journal of Psychiatry, 161,* 2215–2221. http://doi.org/10.1176/appi.ajp.161.12.2215

Keller, M.B. (2003). The lifelong course of social anxiety disorder: a clinical perspective. *Acta Psychiatrica Scandinavica, 108* (Suppl. 417), 85–94. http://doi.org/10.1034/j.1600-0447.108.s417.6.x

Kendler, K.S., Karkowski, L.M. & Prescott, C.A. (1999). Fears and phobias: Reliability and heritability. *Psychological Medicine, 29*(3), 539–553. http://doi.org/10.1017/S0033291799008429

Leichsenring, F., Salzer, S., Beutel, M.E., Herpertz, S., Hiller, W., Hoyer, J. et al. (2013). Psychodynamic therapy and cognitive-behavioral therapy in social anxiety disorder: a multicenter randomized controlled trial. *American Journal of Psychiatry, 170,* 759–767. http://doi.org/10.1176/appi.ajp.2013.12081125

Lieb, R., Wittchen, H.-U., Hofler, M., Fuetsch, M., Stein, M.B. & Merikangas, K.R. (2000). Parental psychopathology, parenting styles, and the risk of social phobia in offspring: a prospective-longitudinal community study. *Archives of General Psychiatry, 57,* 859–866. http://doi.org/10.1001/archpsyc.57.9.859

Liebowitz, M.R. (1987). Social Phobia. *Modern Problems of Pharmacopsychiatry, 22,* 141–173.

Liebowitz, M.R., Heimberg, R.G., Schneier, F.R., Hope, D.A., Davies, S., Holt, C.S. et al. (1999). Cognitive-behavioral group therapy versus phenelzine in social phobia: long term outcome. *Depression and Anxiety, 10,* 89–98. http://doi.org/10.1002/(SICI)1520-6394(1999)10:3<89::AID-DA1>3.3.CO;2-X

Magee, W.J., Eaton, W.W., Wittchen, H.-U., McGonagle, K.A. & Kessler, R.C. (1996). Agoraphobia, simple phobia, and social phobia in the National Comorbidity Survey. *Archives of General Psychiatry, 53,* 159–168. http://doi.org/10.1001/archpsyc.1996.01830020077009

Margraf, J., Schneider, S. & Ehlers, A. (1994). *Diagnostisches Interview bei psychischen Störungen (DIPS).* Göttingen: Hogrefe. http://doi.org/10.1007/978-3-662-06753-6

Marks, I. & Gelder, M. (1966). Different ages of onset in varieties of phobias. *American Journal of Psychiatry, 123,* 218–221. http://doi.org/10.1176/ajp.123.2.218

Mattick, R.P. & Clarke, J.C. (1998). Development and validation of measures of social phobia scrutiny fear and social interaction anxiety. *Behaviour Research and Therapy, 20,* 3–23.

McManus, F., Clark, D.M., Grey, N., Wild, J., Hirsch, C., Fennell, M., Hackmann, A., Waddington, L., Liness, S. & Manley, J.A. (2009). A demonstration of the efficacy of two of the components of cognitive therapy for social phobia. *Journal of Anxiety Disorders, 23,* 496–503.

Mörtberg, E., Clark, D.M., Sundin, O. & Åberg Wistedt, A. (2007). Intensive group cognitive treatment and individual cognitive therapy vs. treatment as usual in social phobia: a randomized controlled trial. *Acta psychiatrica Scandinavica, 115* (2), 142–154.

Narrow, W.E., Rae, D.S., Robins, L.N. & Regier, D.A. (2002). Revised prevalence estimates of mental disorders in the United States. *Archives of General Psychiatry, 59,* 115–123. http://doi.org/10.1001/archpsyc.59.2.115

Nelson, E.C., Grant, J.D., Bucholz, K.K., Glowinski, A., Madden, P.A.F. & Reich, W. (2000). Social phobia in a population-based female adolescent twin sample: Co-morbidity and associated suicide-related symptoms. *Psychological Medicine, 30,* 797–804. http://doi.org/10.1017/S0033291799002275

Öhman, A., Dimberg, U. & Öst, L.-G. (1985). Animal and social phobias: Biological constraints on learned fear responses. In S. Reiss & R.R. Bootzin (Eds.), *Theoretical issues in behavior therapy* (pp. 123–173). New York: Academic Press.
Padesky, C.A. (1993). Schema as self-prejudice. *International Cognitive Therapy Newsletter 5/6,* 16–17.
Padesky, C.A. & Greenberger, D. (1995). *Clinician's guide to mind over mood.* New York: Guilford Press.
Rapee, R. & Spence, S.H. (2004). The etiology of social phobia: Empirical evidence and an initial model. *Clinical Psychology Review, 24,* 737–767. http://doi.org/10.1016/j.cpr.2004.06.004
Schneider, F., Weiss, U., Kessler, C., Müller-Gärtner, H.W., Posse, S., Salloum, J.B. et al. (1999). Subcortical correlates of differential classical conditioning of aversive emotional reactions in social phobia. *Biological Psychiatry, 45,* 863–871. http://doi.org/10.1016/S0006-3223(98)00269-8
Spurr, J.M. & Stopa, L. (2002). Self-focused attention in social phobia and social anxiety. *Clinical Psychology Review, 22,* 947–975. http://doi.org/10.1016/S0272-7358(02)00107-1
Stangier, U., Heidenreich, T. & Peitz, M. (2009). *Kognitive Verhaltenstherapie bei Sozialer Phobie – ein Behandlungsmanual.* Weinheim: Beltz.
Stangier, U., Heidenreich, T., Peitz, M., Lauterbach, W. & Clark, D.M. (2003). Cognitive therapy for social phobia: individual versus group treatment. *Behaviour Research and Therapy, 41,* 991–1007. http://doi.org/10.1016/S0005-7967(02)00176-6
Stangier, U., Heidenreich, T. & Schermelleh-Engel, K. (2006). Safety behaviors and social performance in patients with generalized social phobia. *Journal of Cognitive Psychotherapy, 20*(1), 17–31. http://doi.org/10.1891/jcop.20.1.17
Stangier, U., Schramm, E., Heidenreich, T., Berger, M. & Clark, D.M. (2011). Cognitive therapy versus interpersonal psychotherapy for social anxiety disorder: a multi-centre randomized controlled trial. *Archives of General Psychiatry, 68,* 692–700. http://doi.org/10.1001/archgenpsychiatry.2011.67
Stein, M.B., Goldin, P.R., Sareen, J., Zorrilla, L.T. & Brown, G.G. (2002). Increased amygdala activation to angry and contemptuous faces in generalized social phobia. *Archives of General Psychiatry, 59,* 1027–1034. http://doi.org/10.1001/archpsyc.59.11.1027
Stein, M.B. & Kean, Y.M. (2000). Disability and quality of life in social phobia: epidemiologic findings. *American Journal of Psychiatry, 157,* 1606–1613. http://doi.org/10.1176/appi.ajp.157.10.1606
Stopa, L. & Clark, D.M. (2000). Social phobia and interpretation of social events. *Behaviour Research and Therapy, 38,* 273–283. http://doi.org/10.1016/S0005-7967(99)00043-1
Straube, T., Kolassa, I.T., Glauer, M., Mentzel, H.J. & Miltner, W.H. (2004). Effect of task conditions on brain responses to threatening faces in social phobics: An event-related functional magnetic resonance imaging study. *Biological Psychiatry, 56,* 921–930. http://doi.org/10.1016/j.biopsych.2004.09.024
Thompson, S. & Rapee, R.M. (2002). The effect of situational structure on the social performance of socially anxious and non-anxious participants. *Journal of Behavior Therapy and Experimental Psychiatry, 33,* 91–102. http://doi.org/10.1016/S0005-7916(02)00021-6
Tillfors, M., Furmark, T., Marteinsdottir, I., Fischer, H., Pissiota, A., Långström, B. & Fredrikson, M. (2001). Cerebral blood flow in subjects with social phobia during stressful speaking tasks: a PET study. *American Journal of Psychiatry, 158,* 1220–1226. http://doi.org/10.1176/appi.ajp.158.8.1220

Turner, S.M., Beidel, D.C., Dancu, C.V. & Stanley, M.A. (1989). An empirically derived inventory to measure social fears and anxiety: The social phobia and anxiety inventory (SPAI). *Psychological Assessment, 1,* 35–40. http://doi.org/10.1037/1040-3590.1.1.35

Ullrich de Muynck, R. & Ullrich, R. (1977). *Der Unsicherheitsfragebogen (Testmanual U).* München: Pfeiffer.

Warnock-Parkes, E., Wild, J., Stott, R., Grey, N., Ehlers, A. & Clark, D.M. (im Druck). Seeing is believing: Using video feedback in cognitive therapy for social anxiety disorder. *Cognitive and Behavioral Practice.*

Wells, A., Clark, D.M., Salkovskis, P., Ludgate, J., Hackman, A. & Gelder, M. (1995). Social phobia: The role of in-situation safety behaviors in maintaining anxiety and negative beliefs. *Behavior Therapy, 26,* 153–161. http://doi.org/10.1016/S0005-7894(05)80088-7

Wild, J. & Clark, D.M. (2011). Imagery Rescripting of Early Traumatic Memories in Social Phobia. *Cognitive and Behavioural Practice, 18,* 433–443. http://doi.org/10.1016/j.cbpra.2011.03.002

Wittchen, H.-U. & Fehm, L. (2003). Epidemiology and natural course of social fears and social phobia. *Acta Psychiatrica Scandinavica, 108* (Suppl. 417), 4–18. http://doi.org/10.1034/j.1600-0447.108.s417.1.x

Wittchen, H.-U., Stein, M.B. & Kessler, R.C. (1999). Social fears and social phobia in a community sample of adolescents and young adults: Prevalence, risk factors and co-morbidity. *Psychological Medicine, 29,* 309–323. http://doi.org/10.1017/S0033291798008174

Wittchen, H.-U., Zaudig, M. & Fydrich, T. (1997). *Strukturiertes Klinisches Interview für DSM-IV (SKID-I und SKID-II).* Göttingen: Hogrefe.

WHO/Dilling, H., Mombour, W. & Schmidt, M.H. (Hrsg.). (1991). *Internationale Klassifikation psychischer Störungen, ICD-10 Kapitel V (F).* Bern: Huber.

Zimmerman, M., Chelminski, I. & McDermut, W. (2002). Major depressive disorder and axis I diagnostic comorbidity. *Journal of Clinical Psychiatry, 63,* 187–193. http://doi.org/10.4088/JCP.v63n0303

Zimmermann, P., Wittchen, H.-U., Höfler, M., Pfister, H., Kessler, R.C. & Lieb, R. (2003). Primary anxiety disorders and the development of subsequent alcohol use disorders: a 4-year community study of adolescents and young adults. *Psychological Medicine, 33,* 1211–1222. http://doi.org/10.1017/S0033291703008158

7 Anhang

Sozialphobie-Wochenprotokoll (SWP)

Name: ______________________________ Datum: ____________

Kreuzen Sie bitte auf der nachfolgenden Skala an, wie stark Ihre Angst in der letzten Woche war:

0	1	2	3	4	5	6	7	8
gar keine		leicht		mittelstark		ziemlich		sehr stark

Kreuzen Sie bitte auf der nachfolgenden Skala an, wie oft Sie in der letzten Woche schwierige Situationen oder Aspekte von diesen vermieden haben:

0	1	2	3	4	5	6	7	8
überhaupt nicht		kaum		manchmal		oft		immer

Bitte kreuzen Sie auf der nachfolgenden Skala an, in welchem Ausmaß Ihre Aufmerksamkeit während der letzten Woche in schwierigen sozialen Situationen auf Sie selbst oder auf die äußere Situation gerichtet war:

0	1	2	3	4	5	6	7	8
völlig nach außen				Beides zu gleichen Teilen				völlig auf mich selbst

Bitte kreuzen Sie auf der nachfolgenden Skala an, wie oft Sie in der letzten Woche vor sozialen Situationen daran gedacht haben, dass das Bevorstehende schief gehen könnte:

0	1	2	3	4	5	6	7	8
überhaupt nicht		kaum		manchmal		oft		immer

Bitte kreuzen Sie auf der nachfolgenden Skala an, wie häufig Sie nach sozialen Situationen diese im Geiste noch einmal durchgegangen sind:

0	1	2	3	4	5	6	7	8
nie		kaum		manchmal		oft		immer

Bitte kreuzen Sie auf der nachfolgenden Skala an, wie stark/aktiv Sie soziale Situationen in der letzten Woche aufgesucht haben:

0	1	2	3	4	5	6	7	8
nicht		kaum		mittelstark		oft		sehr stark

Wie oft haben Sie in der letzten Woche Verhaltensexperimente durchgeführt?

___ Mal

Fragebogen zu sozialphobischen Kognitionen (SPK)*

Name: ______________________________ Datum: __________

Auf diesem Blatt finden Sie einige Gedanken, die Leuten durch den Kopf gehen, wenn sie nervös oder ängstlich sind. Bitte notieren Sie zunächst auf der **linken** Seite, wie oft in der letzten Woche jeder dieser Gedanken aufgetreten ist, dann auf der **rechten** Seite, wie überzeugt Sie von dem Gedanken sind. Dabei bedeutet

1 = Gedanke tritt **nie** auf
2 = Gedanke tritt **selten** auf
3 = Gedanke tritt **in der Hälfte der Situationen** auf, in denen ich nervös bin
4 = Gedanke tritt **regelmäßig** auf
5 = Gedanke tritt **immer** auf, wenn ich nervös bin

Wie häufig ist Gedanke aufgetreten?
↓

___	Ich werde nichts mehr sagen können	___
___	Ich bin unsympathisch	___
___	Ich werde zittern, ohne es kontrollieren zu können	___
___	Die Leute werden mich anstarren	___
___	Ich bin lächerlich	___
___	Die Leute werden mich ablehnen	___
___	Ich werde vor Angst erstarren	___
___	Ich werde Dinge fallenlassen oder verschütten	___
___	Mir wird übel werden	___
___	Ich bin unzulänglich	___
___	Ich werde Blödsinn reden	___
___	Ich bin minderwertig	___
___	Ich werde es nicht schaffen, mich zu konzentrieren	___
___	Ich werde nicht richtig schreiben können	___
___	Die Leute sind nicht an mir interessiert	___
___	Die Leute werden mich nicht mögen	___
___	Ich bin angreifbar	___
___	Ich werde schwitzen	___
___	Ich werde rot	___
___	Ich bin merkwürdig/anders als die Anderen	___
___	Die Leute werden sehen, dass ich nervös bin	___
___	Die Leute denken, ich bin langweilig	___

Andere Gedanken, die oben nicht aufgeführt sind (bitte eintragen):

___	______________________________	___
___	______________________________	___

↑
Wie stark sind Sie davon überzeugt?

Wie stark glauben Sie daran, dass jeder der Gedanken zutrifft, *wenn Sie sich ängstlich fühlen*? Bitte schätzen Sie jeden der bei Ihnen aufgetretenen Gedanken ein, indem Sie eine Zahl zwischen 0 und 100 aussuchen und **rechts** neben dem Gedanken eintragen.

0 10 20 30 40 50 60 70 80 90 100

Ich glaube nicht, dass der Gedanke zutrifft — Ich bin vollkommen davon überzeugt, dass der Gedanke stimmt

* aus Stangier, Heidenreich und Peitz: Soziale Phobien. Ein kognitiv-verhaltenstherapeutisches Behandlungsmanual © 2009, BeltzPVU, Weinheim. Abdruck erfolgt mit freundlicher Genehmigung.

Verhaltensexperiment-Tagebuch/Protokoll

Zeit	Situation	Vorhersage 0 bis 100 %	Experiment	Ergebnis	Schlussfolgerung 0 bis 100 %

Bearbeitung der Faktoren, die die soziale Angst aufrechterhalten

(Vom Patienten und Therapeuten fortlaufend zu aktualisieren)

1. **Automatischer Gedanke**
   a) Erwartung, negatives Verhalten/körperliches Symptom zu zeigen:

   ____

   ____

   b) Erwartung, wie andere auf das Verhalten/Symptom reagieren werden:

   ____

   ____

2. **Grundüberzeugung**
   a) Inhalt

   ____

   ____

   b) Lebensgeschichtliche Ursache

   ____

   ____

3. **Sicherheitsverhalten**

   ____

   ____

4. **Vermeidung**

   ____

   ____

Arbeitsblatt: Kognitives Modell

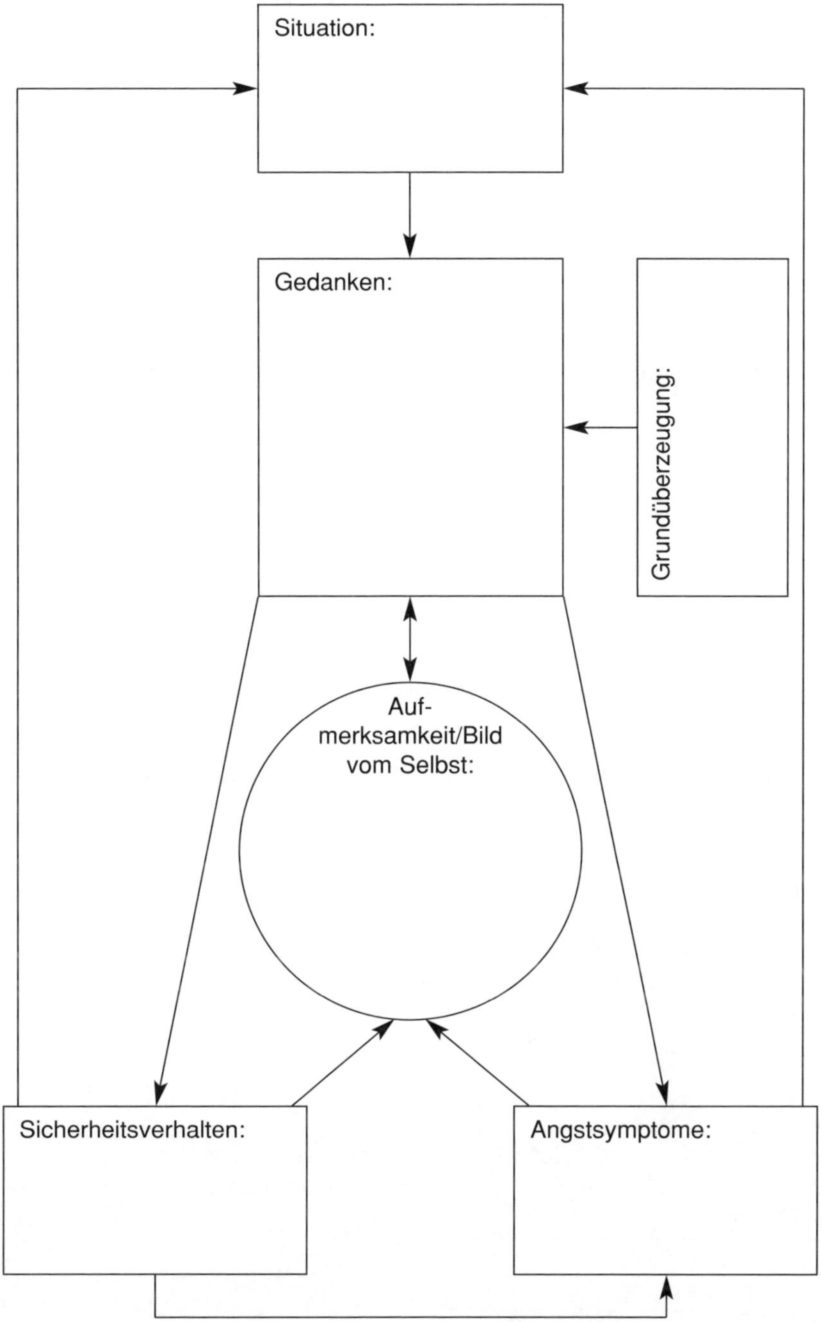

Fragen zur Anregung von alternativen Gedanken

- Welche Anhaltspunkte gibt es dafür, dass die Sichtweise wahr ist?
- Gibt es eine andere Erklärung?
- Wie denke ich an einem Tag darüber, an dem ich mich besser fühle?
- Was ist das Schlimmste, das passieren könnte?
- Ist das Schlimmste bisher schon einmal eingetreten? Warum nicht?
- Welche Sichtweise entspricht am wahrscheinlichsten der Realität?
- Welche Konsequenzen hätte es, wenn der negative automatische Gedanke wahr ist? Welche Konsequenzen hätte ein Alternativ-Gedanke?
- Wenn ein guter Freund in dieser Situation diesen Gedanken hätte, was würde ich ihm/ihr sagen?

Liste von typischen sozialphobischen Sicherheitsverhaltensweisen

- Sätze im Kopf ausprobieren
- Sprechpausen vermeiden
- Das Gesicht verstecken
- Versuchen, an andere Dinge zu denken
- Mehr reden
- Versuchen, sich normal zu verhalten
- Versuchen, das Verhalten unter Kontrolle zu halten
- Sich vorstellen, wie man auf andere wirkt
- Tassen oder Gläser sehr fest halten
- Sich so platzieren, dass man nicht bemerkt wird
- Positiv denken
- Sich am Rand von Gruppen aufhalten
- Alkohol trinken, um die Angst in den Griff zu bekommen
- Versuchen, keine Aufmerksamkeit auf sich zu ziehen
- Angestrengt versuchen, die richtigen Worte zu finden
- Überprüfen, ob man auch gut wirkt
- Blickkontakt vermeiden
- Weniger reden
- Keine Fragen stellen
- Erst überprüfen, ob es angemessen ist, bevor man etwas sagt
- Geistig wegtreten oder abschalten
- Vermeiden, über sich selbst zu reden
- Sich so wenig wie möglich bewegen
- Viele Fragen stellen
- Versuchen, Zittern zu kontrollieren
- Kleidung wählen, die Schwitzen verhindert oder versteckt
- Kleidung tragen oder Make-up benutzen, um Erröten weniger sichtbar zu machen

Beispiele für typische sozialphobische Grundüberzeugungen

Unkonditionale Grundüberzeugungen:
- Ich bin anderen immer unterlegen.
- Ich bin anders als andere.
- Ich bin dumm.
- Ich bin ein langweiliger Mensch.
- Ich bin ein merkwürdiger Mensch.
- Ich bin für andere nicht interessant.
- Ich bin für andere Leute nicht attraktiv.
- Ich bin nicht liebenswert.
- Ich bin weniger kompetent als andere.
- Andere denken häufig negative Dinge über mich.
- Andere nehmen meine Schwächen wahr und lehnen mich deshalb ab.
- Mein Verhalten in sozialen Situationen ist für andere niemals akzeptabel.

Konditionale Grundüberzeugungen:
- Ich bin nur dann ein wertvoller Mensch, wenn ich die Bestätigung anderer bekomme.
- Ich muss immer alles richtig machen, sonst werde ich nicht akzeptiert.
- Wenn andere mitbekommen, wie unzulänglich ich wirklich bin, werden sie mich ablehnen.
- Andere halten mich für einen Versager, wenn ich meine Angst zeige.
- Andere Personen lehnen mich ab, wenn ich einen Fehler mache.
- Wenn ich ein Zeichen von Angst zeige, werden mich alle anstarren und denken, dass ich merkwürdig bin.
- Andere werden sich über mich lustig machen, wenn ich ein Zeichen von Schwäche zeige.

Perfektionismus:
- Ich darf anderen keine Anzeichen von Schwäche zeigen.
- Ich muss immer den Erwartungen anderer Leute genügen.
- Ich muss immer intelligent und interessant wirken.
- Ich muss immer ruhig, gelassen und gefasst wirken.
- Ich muss immer von jedem akzeptiert werden.
- Ich muss mich kontrollieren, um nicht aufzufallen.
- Es ist mein Fehler, wenn ich von anderen nicht akzeptiert werde.

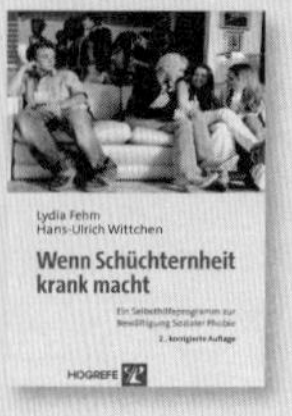

Lydia Fehm / Hans-Ulrich Wittchen

Wenn Schüchternheit krank macht

Ein Selbsthilfeprogramm zur Bewältigung Sozialer Phobie

2., korr. Auflage 2009, 133 Seiten, Kleinformat, € 14,95 / CHF 21.90
ISBN 978-3-8017-2237-1
Auch als eBook erhältlich

Der Ratgeber beschreibt ein Selbsthilfeprogramm zur Bewältigung einer Sozialen Phobie.

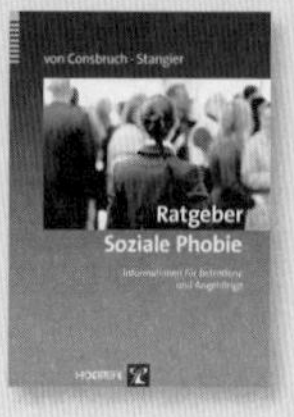

Katrin von Consbruch / Ulrich Stangier

Ratgeber Soziale Phobie

Informationen für Betroffene und Angehörige

(Ratgeber zur Reihe: „Fortschritte der Psychotherapie", Band 20)
2010, 83 Seiten, Kleinformat, € 9,95 / CHF 14.90
ISBN 978-3-8017-2092-6
Auch als eBook erhältlich

Der Ratgeber liefert zahlreiche Hinweise, wie Menschen mit sozialen Ängsten selbstbewusstes Verhalten in sozialen Situationen erlernen können.

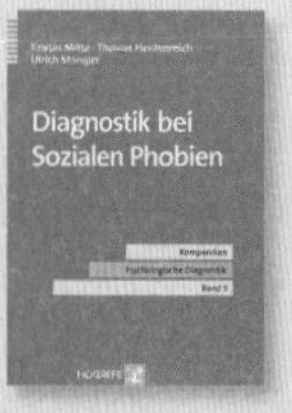

Kristin Mitte / Thomas Heidenreich / Ulrich Stangier

Diagnostik bei Sozialen Phobien

(Reihe: „Kompendien Psychologische Diagnostik", Band 9)
2007, 94 Seiten, € 19,95 / CHF 28.50
ISBN 978-3-8017-2043-8
Auch als eBook erhältlich

Der Band bietet eine Zusammenstellung aktueller Instrumente zur Diagnostik bei Sozialen Phobien.

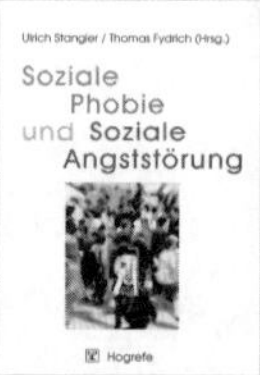

Ulrich Stangier / Thomas Fydrich (Hrsg.)

Soziale Phobie und Soziale Angststörung

Psychologische Grundlagen, Diagnostik und Therapie

2002, 425 Seiten, € 36,95 / CHF 49.90
ISBN 978-3-8017-1463-5
Auch als eBook erhältlich

Der Band bietet eine umfassende Einführung in die verschiedenen Facetten der Sozialen Angststörung.

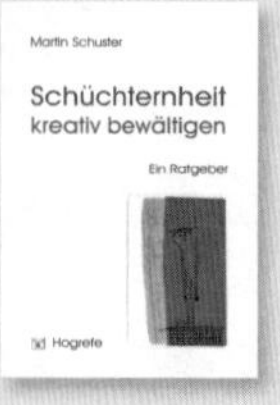

Martin Schuster

Schüchternheit kreativ bewältigen

Ein Ratgeber

2005, 165 Seiten, Kleinformat, € 16,95 / CHF 24.50
ISBN 978-3-8017-1738-4
Auch als eBook erhältlich

Selbstbewusster Umgang mit sich selbst und mit den Mitmenschen in Beruf und Alltag ist erlernbar. Mit Hilfe zahlreicher Beispiele und kreativer Übungen lernen Sie Ihre Hemmungen und Befangenheit abzulegen und zu Gunsten eines gesunden Selbstwertgefühls zu überwinden.

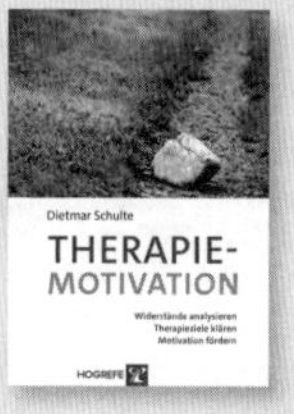

Dietmar Schulte

Therapiemotivation

Widerstände analysieren – Therapieziele klären – Motivation fördern

2015, 253 Seiten, € 29,95 / CHF 39.90
ISBN 978-3-8017-2641-6
Auch als eBook erhältlich

Dieses Buch stellt erstmals ein umfassendes Modell der Therapiemotivation vor, welches Therapeuten klare Regeln an die Hand gibt, wie Widerstände analysiert, Therapieziele geklärt und die Therapiemotivation von Patienten gefördert werden kann.

www.hogrefe.de

hogrefe

Leitfaden zur Exploration

☐ Anhaltende Angst in sozialen Situationen

☐ Zentrale Befürchtungen:

1. Peinliches Verhalten oder peinliche Angstsymptome zu zeigen

   Welches Verhalten/Angstsymptom: ______________________________

2. Andere Personen nehmen Verhalten/Symptom wahr und bewerten es negativ

☐ Bei Konfrontation mit Situation fast immer intensive Angst

☐ Angst wird als übertrieben oder unvernünftig erlebt

☐ Vermeidung/Durchstehen der Situation

☐ Deutliche Beeinträchtigungen oder Verursachung von Leiden durch Soziale Angststörung

☐ Ausschluss somatischer Ursachen (Krankheiten, Medikamente verursachen nicht Soziale Angststörung)

☐ Bei organischer Krankheit oder anderer psychische Störung: Soziale Angst nicht darauf bezogen

☐ **alle Diagnosekriterien erfüllt → Soziale Angststörung**

☐ Generalisierter Typus (intensive Angst in mehr als zwei Situationen)

Beginn der Sozialen Angststörung: ______________________________

☐ Konsum von Alkohol zur Beeinflussung der Sozialen Angststörung
→ Hinweis auf Missbrauch

☐ Medikamente: ______________________________
→ Hinweis auf Missbrauch

☐ Tiefgreifendes Muster sozialer Gehemmtheit, Insuffizienzgefühlen und Überempfindlichkeit gegenüber negativer Beurteilung mit Beginn im frühen Erwachsenenalter

→ Hinweis auf Vermeidend-Selbstunsichere Persönlichkeitsstörung